화난 것도 억울한데
병까지 걸린다고?

화난 것도 억울한데
병까지 걸린다고?

초판 1쇄 인쇄일 | 2021년 5월 4일   초판 1쇄 발행일 | 2021년 5월 10일

지은이 | 박우희
펴낸이 | 강창용
책임편집 | 이윤희
디자인 | 김동광
일러스트 | 정미애
책임영업 | 최대현

펴낸곳 | 느낌이있는책
출판등록 | 1998년 5월 16일 제10-1588
주 소 | 경기도 고양시 일산동구 중앙로 1233(현대타운빌) 407호
전 화 | (代)031-932-7474
팩 스 | 031-932-5962
이메일 | feelbooks@naver.com

ISBN   979-11-6195-131-7 (13510)

본문에 인용된 이하이의 '한숨' 가사는 KOMCA(한국음악저작권협회)의
승인을 필하였습니다.

화난 것도 억울한데
병까지 걸린다고?

박우희 지음

느낌있는책

차 례

Chapter
01

나를 살리기도,
병들게도 하는 '화火'

Chapter 02 천인지를 알면 화가 보인다

Chapter 03 화를 생명 에너지로 바꾸는 천인지 3단계 건강법

Chapter 04 화를 풀고, 화병을 치유해주는 천인지 요법

추천의 글

안목이 높은 사람과 동행하면 세상이 편하다. 그는 멀리 깊이 보기 때문에 방향을 잃는 법이 없다. 심화의 원인을 천인지의 부조화에서, 치료를 천인지의 자각과 실천에서 찾은 저자의 한의학적 안목은 높고 또 깊다.
심신의 건강과 천지자연의 질서를 깨닫는 일에 체험적 지침서가 될 것이다.

－《한자의 비밀》 저자, 조옥구 교수

천인지는 본래의 나를 찾아가고 알아가는 방법을 다룬다. 천인지는 가장 조화로운 방법으로 내가 세상에 존재하는 방법을 알게 해준다. 무엇보다, 천인지를 알면 나를 사랑하게 되고 남을 이해할 수 있게 된다.

－《2040 디바이디드》, 《돈의 비밀》 저자, 조병학

나는 20년 이상 기침을 했다. 말을 할 때마다 너무나 힘들었다. 기침 때문에 남들 앞에서 말하는 것은 지상 최대의 스트레스였다. 내과 의사는 정상이라면서 이유를 모르겠다고 했다. 그런데 어느 날 독서MBA에서 만난 천인지 한의원 박우희 원장님께 침을 맞았다. 신기하게도 침을 맞은 그 날 바로 기침이 뚝 떨어졌다. 새롭게 태어난 기분이었다. 20년간 나를 괴롭혔던 기침의 원인은 화병이라고 하셨다.

현대인이라면 누구나 몸속에 화로 가득 차 있다고 생각한다. 본인만 모를 뿐이다. 화를 제때 다스리지 않으면 오만가지 병이 발생한다. 이 책은 우리의 생명을 지켜주는 활자로 된 보약이다.

-도서평론가 · 독서MBA 대표, 권성현

공부와 치유에 대한 열정이 남다르신 박우희 원장님께서 동양의학의 근본이 되는 천인지 사상을 쉽고 재미있게 풀어 설명하셨습니다. 하늘과 땅을 잇는 온 우주의 하나됨의 깨달음을 통해 화를 흘려보내고 개인의 회복, 관계의 회복 방향을 제시해 주는 이 책은 많은 독자에게 큰 축복의 통로가 될 것입니다.

-이화여자대학교 영문학과 교수, 최주리

무릇 몸과 마음은 따로 있는 것이 아니다. 결국 몸을 살피는 일은 마음을 돌보는 일일 테다. 누구나 다 아는 얘기. 그러나 간단치 않다. 왜냐하면 마음은 빠져나올 수 없는 감옥과 같으니까. 마음 건강에 대한 또 하나의 지침 《화난 것도 억울한데 병까지 걸린다고?》는 화를 다스림으로써 몸의 건강을 찾는 방법을 이야기한다.

화를 풀고, 화병을 치유해 주는 천인지 요법, 일대일 호흡법, 행동화 명상, 힐링 명상법, 운동법에 대해 권유할 때조차 그게 공부처럼 고역스럽거나 염불처럼 아득하게 들리지 않는다. 누군가 머리맡에서 사려 깊게 조곤조곤 읽어주다가도, 야멸차게 몰아세우는 순간의 긴장도 넘실댄다.

저자는 사람은 사랑이고, 사람의 본질적인 에너지는 사랑 에너지라고 선언한다. 박우희 원장이 15년 동안 연구해온 알짜배기 '건강 묶음집'을 넘기다 보면 인제야 비로소 알 수 있을 것 같다. 나 자신을 사랑하는 진짜 방법을.

-자향요양병원 병원장, 박정민

현대인들의 가장 흔한 병 중 하나가 화병이다. 화병의 정의는 '억울한 일을 당했거나 한스런 일을 겪으며 쌓인 화를 삭이지 못해 생긴 몸과 마음의 질병'인데 복잡한 현대 사회에서 많은 이가 다양한 형태로 화병에 노출되어 있다.

이런 시기에 나온 명의 박우희 원장 저서《화난 것도 억울한데 병까지 걸린다고?》는 한의사들뿐만 아니라 일반인에게도 정신과 육체의 건강을 위해 큰 의미가 있다.

내용 중 화병은 그 자체의 문제보다 만병의 근원이 된다는 글은 '스트레스가 만병의 원인'이라고 하는 말과 유사해 보인다. 하지만 실제로 스트레스는 심신에 긍정적인 요소로 작용하는 기전도 있고 최근 연구에 의하면 두뇌발달과 질병 예방 등 마음먹기에 따라 오히려 건강하게 만드는, 삶의 활력소가 되기도 한다.

하지만 화병은 말 그대로 병이며 그대로 방치하면 더 큰 화를 입게 되는 위험인자이다. 박우희 원장은 이 저서를 통해 이런 화병에 대해 면밀하게 분석하고 천인지로 분류하여 각각의 치료 방법도 제시하고 있다.

실제로 화병이 원인이 돼서 발병한 암 환자들에 대해 탁월한 치료 효과를 보여주고 있는 것은 이러한 화병 전문의이자 정신분석 의사로서 화병을 제대로 이해하고 그에 맞는 치료 방법이 제대로 정립되어 있기 때문이라고 믿어 의심치 않는다.

본문에서 화병 치료의 첫걸음은 '자기애'라고 하며 자신과의 대화의 중요성을 강조하고 있고 용서와 긍정적 마인드를 통해 스스로가 화병을 극복할 수 있는 방법도 제시한다.

박우희 원장의 글을 읽고 실천하는 것만으로도 십 년은 더 건강하게 살 수 있겠다는 생각이 들면서 그동안 화병을 방치하고 살아오다가 큰 병에 걸렸던 자신에 대해 후회스러운 마음이 들었다.

건강 관련 사업을 하고 있는 사람으로서 이 책은, 박 원장의 화병과 천인지에 대한 통찰력을 통해 큰 감동과 실전에 응용 가능한 영감을 주는 훌륭한 서적이다.

-(주)조원 · 한국 M&A센터 대표, 김수현

프롤로그

'나'를 알아야
'화火'를 다스릴 수 있다

몸과 마음을 망치는 화,
그리고 화병

현대인들은 '화'가 많다. 물론 화는 아주 오래전부터 인간의 기본 감정으로 존재해왔다. 그런 화가 왜 유독 현대사회에서 더 증폭돼 몸과 마음을 병들게 하는 걸까? 돌아보면 온통 화가 넘치는 사람들이다. 뉴스에서는 화를 참지 못하고 상상하기조차 어려운 범죄를 저지른 사람들이 끝없이 등장한다. 참으로 안타까운 일이다.

화는 제대로 풀어주지 않으면 위험한 칼날로 변한다. 그 칼날이 다른 사람을 향할 수도 있지만, 대부분은 자기 자신에게로 향한다. 화를 오래 방치할수록 칼날도 예리해져 몸과 마음에 사정 없이 상처를 낸다.

'화'는 현대 의학에서는 '스트레스'라 불린다. 스트레스가 만병의 근원이라는 것은 이미 잘 알려진 사실이다. 화도 마찬가지다. 화를 풀지 못하고 쌓아두면 '화병'으로 진행되고, 화병을 방치하면 각종 질병을 유발한다. 우울증, 불면증, 공황장애, ADHD 등과 같은 마음의 병의 원인이 화병인 경우가 상당히 많다. 마음만 병들게 하는 것이 아니라 대사활동을 방해해 면역력을 떨어뜨리고, 몸의 취약한 부분을 공격해 몸까지 병들게 한다.

화병으로 내원한 환자 중에는 소화불량, 위염, 역류성 식도염을 앓는 분들이 많다. 화는 성질이 뜨거워 위로 올라가 식도에 염증을 일으키고, 그로 인해 기가 아래로 순환이 안 되면 소화기관에 질병이 생기기 쉽다.

피부병이나 탈모 환자들도 많다. 화가 몸속에 있으면 몸은 살기 위해 어떻게든 화를 밖으로 내보내려고 애를 쓴다. 코와 입으로도 호흡하지만 피부로도 호흡하듯이, 피부 역시 화를 배출하는 중요한 통로 중 하나다. 어느 정도의 화는 피부가 감당할 수 있지만 그 화가 너무 많으면 피부가 감당하지 못해 건선, 아토피 등 난치성 피부질환으로 발현시키거나 머리털이 빠지게 된다.

이 밖에도 일일이 거론하기 힘들 정도로 많은 병이 화 때문에 생긴다. 한 마디로 화병은 우리 몸과 마음을 공격해 삶의 질을 떨어뜨리고, 행복한 미래를 앗아가는 치명적인 질병인 셈이다.

하지만 화병은 조금만 노력하면 얼마든지 예방할 수 있고, 설령 화병에 걸렸더라도 완치 가능하다. 다만 우리가 제대로 화병을 치료하는 방법을 모를 뿐이다. 화병이 원인인 줄 모르고 나타나는 증상을 좇아 치료하다 보니 치료가 잘 안 되는 것이다. 화가 피부에 몰려 피부질환이 생긴 것을 모르고 피부과에서만 치료받거나 역류성 식도염에 걸렸다고 위장약만 먹으면 잠깐 증상이 좋아질 수는 있어도 화가 그대로 있기 때문에 다시 악화하기 쉽다.

천인지를 사용하면
'화'와 화해할 수 있다

그렇다면 어떻게 해야 화를 풀 수 있을까?

가슴 속의 화가 우리 몸에 치명적인 화로 커지지 않게 하려면 먼저 '나'를 이해해야 한다. 사람마다 화가 생기는 원인과 푸는 방법이 조금씩 다르기 때문에 내가 어떤 사람인지를 알아야 효과적으로 화를 풀 수 있다.

나를 이해하는 첫걸음은 '천인지天人地'부터 출발해야 한다. 천인지가 생소한 분들이 많겠지만 천인지는 아주 오래전부터 존재한 우주를 지배하는 원리이자 학문이다. 가장 기본적인 에너지를 '일원一元'이라고 했을 때, 이 하나의 에너지는 '천天ㆍ인人ㆍ지地' 셋으로 나뉜다. 이 셋은 다시 하나인 일원으로 통합된다.

하나이자 셋인, 그리고 다시 하나인 천인지는 우주를 뜻하고 사람을 뜻하며 세상 모든 이치를 뜻한다. 또한 천인지는 경락을 기준으로 본성을 구분하는 학문으로 타고난 성격과 성향, 기질을 파악하도록 이끈다. 사람에게는 누구나 천인지가 있다. 천인지는 우리 몸을 연결해주는 생명 시스템인 경락을 통해 순환하는 에너지를 말하며 어떤 에너지가 중심이 되는가에 따라 천, 인, 지 세 가지 유형으로 구분할 수 있다. 그리고 내가 어떤 유형인지를 알면 화가 마음의 병으로 진행되는 것을 막거나 이미 병든 마음을 치료할 수 있다. 천인지는 얼굴 형상으로 구별할 수 있으며 그 방법에 대해서는 본문에서 자세히 설명할 것이다.

돌아보면 일상에서도 천인지를 쉽게 볼 수 있다. 한자는 물론이고, 우리가 매일 쓰는 한글도 천인지를 기본으로 한 것이다. 한글 자음의 기본은 ㅇ(천) △(인) ㅁ(지)로 이걸 기본으로 ㅇㅎ, ㅅㅈㅊ, ㅁㅂㅍ 등의 자음이 파생되었다. 모음도 마찬가지다. 모음의 중심은 ·(아래아)로 이는 천에 해당한다. 아래아 점이 가로로 길게 누운 것이 'ㅡ', 세로로 선 것이 'ㅣ'이다. 'ㅡ'는 하늘이 땅에 와서 누운 것이어서 '지', 'ㅣ'는 하늘을 향해 서서 하늘과 땅을 연결시켜주는 '인'이다. 아래아(천)를, ㅡ(지)와 ㅣ(인)의 위, 아래, 왼쪽, 오른쪽으로 배치해서 탄생한 것이 모음이다.

나는 천인지 중, 인 에너지가 강한 사람이다. 천인지를 알기 전에는 왜 내가 한 가지를 꾸준히 하지 못하고, 스스로 납득이 안 되면 흥미를 잃는지 알지 못했다. 운동을 시작해도 한 달 또는 두세 달만에 다른 운동을 하고 싶어져서 계속 바꾸었다. 그렇게 끊임없이 종류를 바꾸었는데, 그 이유가 내가 다양성을 좋아하는 '인'이기 때문이라는 것을 뒤늦게 알았다. 하지만 인도 딱 맞는 운동을 만나면 꾸준히 할 수 있다. 나도 지금은 걷기 운동을 5개월 이상 계속하는 중이다.

누군가와 대화를 할 때 합리적으로 이야기하는 사람에게 더 끌리는 것도 천인지와 관련이 있었다. 인은 어느 한쪽으로 치우치지 않는 중도적인 성향이 있기 때문에 충분한 근거를 갖고 이런저런 경우의 수를 다 따져보고 판단하는 것을 선호한다.

천 에너지가 강한 사람은 순하고 마음이 넓고 긍정적인 편이다. 그래서 다른 사람이 부탁하면 거절을 잘 못 하는데, 그로 인한 스트레스가 은근히 많다. 착하다 보니 부탁한 사람을 미워하기보다는 '아, 나는 왜 이렇게 똑 부러지질 못할까?' 스스로를 책망하며 속으로 화를 삼킨다. 이런 경우도 천인지를 이해하면 최소한 자신을 미워하지 않을 수 있다.

지 에너지가 강한 사람은 열정이 많은데, 그 열정이 자신의 삶에서 제대로 실현되지 못할 때 욕구불만이 생기고, 그것이 화로 표출되는 경향이 있다. 그럴 때 자신을 돌아보고 자신이 충족시켜 줄 욕구는 채워주고, 다시 분노 대신 열정의 긍정 에너지로 전환한다면 삶에서 큰 성과를 이룰 수 있을 것이다.

관계를 푸는 열쇠로
천인지 사용하기

천인지는 사람들과 좋은 관계를 유지하는 데도 큰 도움이 된다. '화'의 상당 부분은 사람과의 관계에서 생기기 때문이다. 상황 때문에 생기기도 하지만 그 상황 역시 대부분 사람과 연결되어 있기에 관계를 잘 풀면 화가 날 일도 대폭 줄어든다. 천인지를 통해 각 사람의 성격과 특징을 이해하면 관계를 원활하게 맺어나가는데 도움이 된다.

관계가 틀어지는 이유는 대부분 자기 입장에서 상대를 보기 때문이다. 천인지 중 지는 실행력이 뛰어나다. 그런 지 입장에서 세상 바쁜 일 없이 느긋하게 행동하는 천은 속 터지게 만드는 갈등 유발자일 수 있다. 반대로 천 입장에서는 뒤돌아보지 않고 불도저처럼 밀어붙이는 지가 부담스럽고 싫을 수 있다.

이처럼 서로를 모르면 오해하기 쉽고, 오해는 십중팔구 갈등을 유발한다. 갈등이 클수록 화도 커지는 것은 두말할 것도 없다. 하지만 나와 상대방의 타고난 성향, 천인지를 알고 인정하면 화가 덜 난다.

'화'는 나를 발전시키는 생명 에너지로 쓸 수도 있고, 나와 남을 해치는 흉기로 쓸 수도 있다. 화를 생명 에너지로 쓰려면 나의 천인지가 무엇인지부터 알아야 한다. 이 책에서 소개하는 천인지를 통해 자신의 천인지를 알아보고 건강한 방법으로 화를 풀 수 있기를 바란다. 그리고 천인지를 통해 나를 사랑하고, 알아가고, 남을 인정하고 존중하는 방법을 터득해 의미 있고, 행복하고, 풍요로운 삶을 살기를 바란다.

'나'와 '너'의
천인지 알아보기

한의학에서는 우리 몸의 하나의 에너지인 경락 에너지를 셋으로
나눠 천인지로 본다. 천인지 경락 에너지는 모두 몸 안에 존재하
지만 그중 좀 더 강한 에너지가 있다. 천이 많을 수도, 인이 많을
수도, 지가 많을 수도 있는데, 어떤 에너지가 더 많으냐에 따라
기질도 다르고, 밖으로 드러나는 모습들도 달라진다.

천인지는 타고난 기질이 달라 생각하고 행동하는 것도 다르
다. 이 다름을 이해하고 인정하지 못하면 천은 천의 방식으로, 인
은 인의 방식으로, 지는 지의 방식으로 생각하면서 오해할 수 있
다. 오해를 풀지 못하면 갈등으로 번져 서로에게 깊은 상처를 남
기기도 한다.

나와 너의 천인지를 알면 서로를 좀 더 쉽게 이해할 수 있는데

일차적으로 천인지는 얼굴에 드러난다. 천인지 경락이 대부분 얼굴까지 연결되어 있기 때문이다. 따라서 우선 얼굴을 보고 천인지를 구분하고, 얼굴만으로 확실치 않을 때는 기질을 엿볼 수 있는 말과 행동을 보면 된다.

◆ 눈이 크고 눈꼬리가 처졌다면? 천

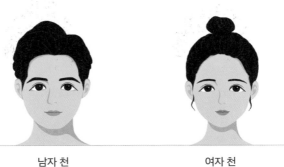

남자 천   여자 천

눈이 크고 눈빛이 선하다면 천일 가능성이 크다. 지는 눈이 작고 눈빛이 매서워 천과 구별이 된다. 눈이 크고 눈꼬리까지 살짝 내려갔다면 당신은 99% 천에 해당한다. 뷔(방탄소년단), 김래원, 정우성, 고아라, 장나라, 김국진, 심형탁, 정찬우 등이 전형적인 천에 해당하는 연예인들이다.

천은 순수하면서도 종종 4차원 소리를 들을 정도로 엉뚱한 구석이 있다. 또한 현실보다는 형이상학적인 가치를 추구하며 대의명분을 중요시한다. 워낙 착해 잘 속고, 이용당하기 쉽다. 행동이 느려 민첩한 사람들이 보면 답답할 수도 있다.

천은 눈에 보이지 않는 형이상학적인 것을 추구하고 창의력과 상상력이 풍부해 학자, 종교인, 예술가들이 많다.

◆ 얼굴형이 갸름하다면? 인

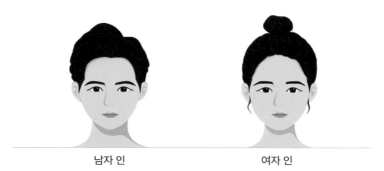

남자 인　　　　　　　여자 인

인은 얼굴형이 갸름한 것이 특징이다. 아이유, 김연아, RM남준(방탄소년단), 슈가(방탄소년단), 제이홉(방탄소년단), 신동엽 등이 인에 해당된다. 평소 계란형이라는 말을 들었다면 인일 가능성이 크다. 눈, 코, 입은 크지도 작지도 않다. 대부분 천과 지의 중간 정도 크기라고 보면 된다. 다 그런 것은 아니지만 인들은 대체로 쌍꺼풀이 없는 편이다. 눈 대신 귀가 발달해 소리에 예민하다.

인은 말을 잘하고, 다른 사람의 감정에 잘 공감하며, 합리적이고 이성적 판단을 잘한다. 인은 크게 감정에 더 잘 반응하는 '감성형 인'과 이성이 발달한 '이성형 인'으로 구분할 수 있다. 감성형 인은 다른 사람의 감정을 잘 읽어주고 공감하는 방식으로, 이 성형 인은 어느 한쪽에 치우치지 않고 객관적으로 상황을 판단해 중재하는 방식으로 사람들이 어울리고 조화를 이루도록 돕는다. 호기심이 많고 재미를 추구하는 것도 인의 특징이다.

감성이 발달하고 끼가 많은 인들 중에는 연예인들이 많다. 이 성형 인들은 주로 변호사, 아나운서 등 말을 업으로 하는 직업에 종사한다.

◆ 얼굴이 크고 턱이 발달했다면? 지

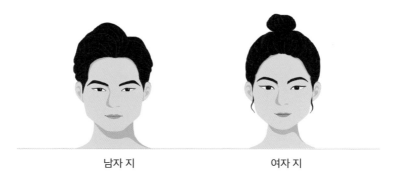

남자 지   여자 지

얼굴이 크고 턱이 발달했다면 '지'라고 봐야 한다. 봉준호, 송 강호, 강호동, 서장훈, 전현무, 김구라, 은지원, 김승우 등이 대 표적으로 지에 속하는 연예인들인데, 모두 사각턱이라는 공통점 이 있다. 여자 연예인 중에는 고현정, 박나래, 한혜진(모델), 김혜 수 등이 대표적이다.

전형적인 지는 눈이 작고 눈꼬리가 올라가 있다. 몸에 비해 얼굴이 비율상 크거나, 턱이 각이 져 있거나 발달했고, 코와 입도 발달했다. 지 중에는 코와 입이 시원스레 큰 사람들도 많다.

지의 기질적 특징은 한 번 꽂히면 뒤돌아보지 않고 몰아붙이는 것이다. 의지가 강해 웬만한 일에는 끄떡하지 않는 강인함이 있다. 천인지 중 가장 현실적이어서 눈에 보이는 결과물이 있어야 만족한다. 고집이 세서 타인의 말을 잘 듣지 않고 자기 뜻대로 한다. 지의 특성이 가장 잘 발현되는 분야가 '사업'이다. 사업가 중 지가 많은 것은 우연이 아니다.

지금까지 가장 기본적인 천인지의 특성을 소개했다. 이 정도만 알아도 나와 상대방이 천, 인, 지 중 어디에 속하는지 알 수 있다. 나와 상대방의 천인지를 아는 것만으로도 오해할 일은 대폭 줄어들 것이다.

천인지는 나를 이해하고 다른 사람을 이해하는 데 꼭 필요한 열쇠와도 같다. 어느 한 에너지가 두드러지지 않고, 천인지가 비교적 비슷하게 있으면 혼란스러울 수도 있는데, 2장을 참조하면 많은 부분이 선명해질 것이다. 2장에서는 세계적인 그룹 '방탄소년단' 멤버를 중심으로 천인지의 특성을 설명했기 때문에 재미있게 읽으면서 천인지를 자연스럽게 이해할 수 있을 것이다.

천인지는 건강하게 잘 발현되었을 때와 그렇지 않을 때의 모습이 사뭇 다르다. 어떻게 다른지도 2장에 자세하게 설명했으니 참조하기 바란다.

천인지 생김새와 기질 비교

구분	천	인	지
생김새	· 눈이 크고 선하다. · 눈꼬리가 처져 있다	· 얼굴이 계란형이다. · 쌍꺼풀이 없다.	· 코, 입이 크고 뚜렷하다. · 턱이 발달해 있다.
기질 (성격)	· 느긋하고 여유가 있다. · 순수하다 · 혼자 있어도 심심해하 지 않는다. · 가치와 대의명분을 추구한다. · 4차원적인 면이 있다 (엉뚱하다). · 느리다.	· 말을 잘하고 표현력이 뛰어나다. · 호기심이 많고 재미있 는 것을 좋아한다. · 감성이 풍부해 다른 사람의 감정을 잘 읽어주고 공감한다. · 사리를 잘 분별하고 따진다.	· 실행력이 뛰어나다. · 목표지향적이다. · 자기주장이 강하다. · 집중을 잘한다. · 욕구가 강하다. · 빠릿빠릿하다.
대표 연예인	뷔(방탄소년단), 박보검, 김래원, 김국진, 심형탁, 정찬우, 장나라, 아인슈타인	아이유, 김연아, RM남준(방탄소년단), 슈가(방탄소년단), 제이홉(방탄소년단), 진(방탄소년단), 지민(방탄소년단), 신동엽, 손석희, 이병철 회장, 박서준	정국(방탄소년단), 김혜수, 박나래, 전현무, 김구라, 한혜진, 이순재, 강호동, 서장훈, 정주영 회장, 봉준호 감독, 송강호, 김승우, 은지원

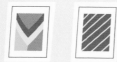

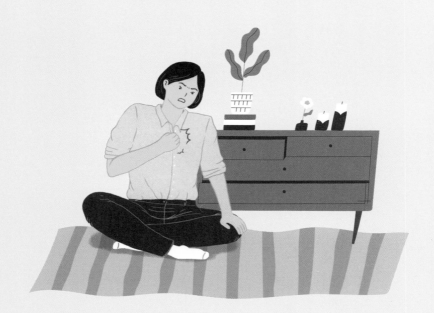

나를
살리기도, 병들게도
하는 '화'

방시혁이 화가 나서
방탄소년단을 만들었다고?

"오늘의 나를 만든 건 화炊, 사회 변화를 위해 분노하십시오."

작곡가이자 음악 PD인 방시혁 대표가 2019년 모교 졸업식 축사에서 했던 말이다. 방 대표는 세계적인 K-POP 그룹 방탄소년단을 만들며 자신 역시 세계 최고 프로듀서로 우뚝 섰다. 그런 그가 오늘의 자신을 만든 것은 바로 '화'라고 이야기한 것이다.

많은 사람이 꿈을 이야기한다. 아무리 현실이 어려워도 열심히 꿈꾸고 노력하다 보면 언젠가는 이룰 수 있다고 말한다. 그런데 방 대표는 방탄소년단을 만들기까지의 과정을 꿈과 노력 덕분이라고 표현하지 않았다. 오히려 '음악 산업의 현실에 화를 내고 분노하며 맞서 싸웠다'라고 밝혀 적잖은 충격을 주었다.

사람들이 충격을 받은 이유는 그동안 '화'를 부정적으로 보았기 때문이다. 우리는 화를 겉으로 표출하면 다른 사람이나 나 자신에게 상처를 주기 때문에 다스려야 할 감정으로 여겼고 드러내지 않는 것을 미덕으로 삼았다. 그런데 화내고 분노한 덕분에 방탄소년단을 만들 수 있었다고 하니 놀랄 수밖에 없었던 것이다.

하지만 화의 본질을 알면 방 대표가 왜 그런 말을 했는지 이해할 수 있다. 화에는 '양면성'이 존재한다. 똑같은 칼도 의사가 쓰면 사람을 살리고, 범죄자의 손에 들어가면 사람을 다치게 하듯이 화도 어떻게 쓰느냐에 따라 전혀 다른 결과가 나타날 수 있다.

화의 본질은
나를 지키는 생명 에너지

화는 아주 예민한 감정이다. 서양의학에서는 '화'를 '스트레스'라고 부른다. 엄밀하게 말하면 화와 스트레스가 완전히 일치하지 않지만 많은 부분이 닮았다. 스트레스를 잘 관리하지 않으면 만병이 생길 수 있듯 화를 잘 이해하고 풀어주지 않으면 몸과 마음이 병들기 쉽다.

하지만 화 자체가 바로 병으로 진행하는 것은 아니다. 우리 몸은 이상이 생기면 어떤 형태로든 신호를 보낸다. 화도 일종의 '신호'이다. 지금 화가 나서 몹시 힘드니 빨리 해결해달라는 간절한 구조 요청이나 다름없다. 그럼에도 불구하고 사람들은 몸이 보내는 신호를 무시한다. 화가 나는데도 밖으로 내보내지 않고 꾹꾹 눌러놓으면 화는 자연스러운 감정이 아닌 병으로 모습을 바꾼다. 화를 억지로 참으면 주로 가슴이 답답하고 두근거리며, 숨이 막히고, 쉽게 짜증을 내고, 불안과 우울, 절망감 등의 증상을 호소하는데 이를 통틀어 '화병'이라고 한다.

그렇다면 화가 올라올 때 그저 분출하면 될까? 화는 우리 몸의 생명을 유지시키는 데 필요한 유형의 정혈精血들이 무형의 에너지로 바뀌어서 생긴 강렬한 생명 에너지이다. 정혈은 호르몬, 체액, 혈액 등 눈에 보이는 생명 물질인데 어떤 형태로든 큰 자극을 받으면 물이 기화되는 것처럼 무형의 에너지로 바뀐다. 이 보이지 않은 에너지의 힘은 너무도 강렬해 얼굴이 벌겋게 달아오르거나 호흡이 가빠지거나 심장 박동이 빨라지는 등의 증상으로 종종 나타난다. 스트레스를 받으면 교감신경이 활성화되면서 호흡이 빨라지고, 피가 빨리 도는 것과 같은 현상이다.

이 강렬한 화 에너지를 누르려면 그만큼 강한 에너지가 있어야 한다. 이미 화가 올라온 것만으로도 몸과 마음이 충분히 힘든 상태인데, 억지로 참아내기 위해 상당한 에너지를 소모하면 심신은 지칠 수밖에 없다. 게다가 더 이상 화를 누를 에너지가 없으면 어느 순간 억눌렸던 화가 가스가 폭발하듯 엄청난 기세로 분출되며 자기 자신은 말할 것도 없고 때로는 다른 사람에게도 상처를 입힐 수 있다. 그렇게 되기 전에 화를 내는 것이 낫다. 실제로 화를 잘 내는 사람들은 그렇지 않은 사람보다 화병에 덜 걸리는 경향이 있다. 어떤 형태로든 밖으로 내보냈기 때문이다.

하지만 화도 잘 내야 한다. 너무 화가 나서 있는 대로 성질을 부렸는데 어찌 된 일인지 마음이 개운해지기는커녕 더 기분이 나빠지는 경험을 한 적이 있을 것이다. 화를 잘 내면 나쁜 에너지가 빠져나가지만 잘 못 내면 나쁜 에너지가 더 증폭하기 때문에 일어나는 현상이다. 또한 화를 이기지 못하면 자기 자신 혹은 다른 사람을 공격해 다치게 할 수도 있다.

무조건 화를 참는 것도, 그렇다고 감정이 올라오는 대로 화를 내는 것도 답은 아니다. 화를 잘 내야 화가 풀리기 때문이다. 그러려면 화를 이해해야 한다. 왜 화가 나는지 근본적인 원인을 알고, 그 원인을 해결하고자 노력할 때 화는 비로소 우리 몸을 보호하는 생명 에너지로서의 역할을 할 수 있다.

화 에너지, 열정으로 쓸 것인가, 독으로 쓸 것인가

어떻게 하면 화를 생명 에너지로 잘 쓸 수 있을까? 방시혁 대표를 보면 그 답을 찾을 수 있다.

그의 화는 강도가 꽤 큰 '분노' 수준이었다. 그는 엔터테인먼트 산업 전반에 퍼져 있는 불합리, 부조리 앞에서 끊임없이 분노했다. 그리고 그 분노를 생산적으로 표출했다. 잘못된 관행을 비난하고 감정을 소모하는 대신 그것들을 없애기 위해 노력했다. 자신이 생각하는 올바른 방향으로 팀을 만들고 성장시키려 시도했고 그 결과 '방탄소년단'이 탄생할 수 있었다.

화를 잘 낸다는 것은 화가 난 원인을 건강한 방법으로 해결하는 과정이라 할 수 있다. 만약 방시혁 대표가 화가 치민다고 무조건 감정만 표출하거나 외면했다면 어떻게 되었을까? 두말할 것도 없이 지금의 방탄소년단은 없었을 것이고, 날카로워진 분노는 방 대표의 몸과 마음에 큰 상처를 남겼을 것이다.

방시혁 대표가 화를 잘 낸 대표적인 경우라면 진주 화재 사건은 화를 잘 내지 못했을 때 얼마나 참혹할 수 있는지를 극명하게 보여준다. 2019년 발생한 이 사건은 진주의 한 아파트에 살던 40대 남자가 건물에 불을 지르고 대피하는 주민들에게 칼을 휘둘러 5명이 죽고, 18명이 다친 참극이다. 사망한 주민 중에는 12세 어린이까지 있어 당시 사회적 충격은 상당히 컸다.

현장에서 검거된 범인은 "임금 체불 때문에 화가 나 불을 질렀다"고 진술했다. 일을 하고 정당한 대가를 받지 못했다면 당연히 화가 난다. 하지만 왜 그 화를 아무 죄도 없는 엉뚱한 사람들에게 폭발시켰을까? 물론 이 사건을 단순히 화가 나서 저지른 사건으로 보기는 어렵다. 범인은 감정을 극단적으로 표출하는 조현병 환자였다. 그래서 더 화를 주체하지 못하고 불을 지른 것도 모자라 대피하는 주민들에게 흉기를 휘둘렀던 것이다.

하지만 조현병도 화병이 원인일 수 있다. 화병이 더 이상 정신적으로 감당하지 못하는 지경에 이르면 조현병으로 나타나기도 하기 때문이다. 조현병이 발생하는 다양한 인자들이 있겠지만, 그가 초기에 화병이 발생했을 때 좀 더 적극적으로 치료했다면 이런 참사를 막을 수도 있지 않았을까 하는 생각이 들었다.

진주 화재 사건과 유사한 사건들은 생각보다 많다. 끓어오르는 분노를 주체하지 못해 다짜고짜 지나가던 행인에게 폭력을 가하거나 괜히 자기를 쳐다봤다고 싸움을 거는 경우도 비일비재하다. 화를 제대로 내지 못해 폭력으로 표출하는 분노조절장애가 점점 더 많아지는 느낌이 들기도 한다.

화는 양날의 칼이다. 방시혁 대표처럼 화를 생명 에너지, 열정을 표현하는 힘의 원천으로 사용할 수도 있고, 진주 화재 사건의 범인처럼 자신의 인생을 망치고, 죄 없는 사람들을 공격하는 흉악한 무기로 사용할 수도 있다. 때로는 화의 칼날을 자기 자신에게 겨누는 경우도 있다.

화를 어떤 에너지로 쓰고 싶은가? 두말할 것도 없이 자신을 발전시키고, 원인을 해결하는 열정으로 써야 한다. 어떤 사람들은 화가 너무 순식간에 치미는데 그 잠깐 사이에 어떻게 긍정적인 분출로 선택할 수 있겠냐고 묻는다. 물론 어떤 사건으로 갑작스럽게 화가 치밀어 오를 수도 있다. 하지만 처음부터 폭발하는 경우는 드물다. 크고 작은 화들이 시간을 두고 쌓이면서 점점 강도가 커지기 때문에 선택할 시간은 충분하다.

화를 생명 에너지로 쓰려면 자기애가 바탕이 되어야 한다. 방시혁 대표는 아마도 자기애와 자존감이 강한 사람일 것이다. 반면 진주 화재 사건의 범인은 스스로를 사랑하지 않아 살아갈 이유조차 찾지 못했던 사람이었음이 분명하다. 자신은 물론 세상에 대한 미움이 컸기에 화를 살기殺氣로 표출한 것이다.

자신을 소중히 여기는 사람은 화 에너지를 나와 타인을 해치는 무기로 사용하지 않는다. 그 강렬한 생명 에너지를 열정으로 승화시켜 나를 성장시키고 원인을 해결하는 동력으로 사용한다. 화가 애초에 살려달라는 신호이니만큼 화 에너지를 본래의 생명 에너지로, 열정 에너지로 쓰는 것은 너무나도 당연한 일이다.

✕
이하이의 '한숨'에
공감한다면 서둘러라

언젠가 음악을 들으며 운전을 하다가 펑펑 운 적이 있다. 평소 자주 들던 노래였는데 그날따라 가사 하나하나가 마음에 박히며 감정을 흔들었다. 그 노래는 이하이의 '한숨'이었다.

숨을 크게 쉬어봐요 / 당신의 가슴 양쪽이 저리게

/ 조금은 아파올 때까지

숨을 더 뱉어봐요 / 당신의 안에 남은 게 없다고 / 느껴질 때까지

숨이 벅차올라도 괜찮아요 / 아무도 그댈 탓하지 않아

가끔은 실수해도 돼 / 누구든 그랬으니까 /

괜찮다는 말 / 말뿐인 위로지만

누군가의 한숨 / 그 무거운 숨을 /

내가 어떻게 / 헤아릴 수가 있을까요?

당신의 한숨 / 그 깊일 이해할 순 없겠지만 /

괜찮아요 / 내가 안아줄게요

가슴이 꽉 막힌 것처럼 답답해 한숨을 쉰 적이 있는 사람이라면 이 노래에 쉽게 빠져들 것이다. 만약 그렇다면 자기도 모르는 사이에 가슴 속에 화가 꽉 차 있을 가능성이 크니 서둘러 내면과 대화를 시작해야 한다. 화가 쌓이고 쌓여 병이 되기 전에 말이다.

한숨은 가슴에
화가 있다는 증거

흔히 '화가 났다' 하면 얼굴이 벌겋게 달아오르고 호흡이 거칠어지는 모습을 먼저 떠올리고, 한숨은 우울하거나 맥이 빠졌을 때 나온다고 생각한다. 하지만 한숨 역시 화가 났을 때 나타나는 주요 증상 중 하나다.

한의학에서는 사람의 몸을 상초, 중초, 하초로 구분한다. 상초는 횡격막 위쪽으로 심장과 폐를 중심으로 한 흉부를, 하초는 배꼽 아래 골반강 아래로 신장, 방광 등을 포함하는 하복부를 말한다. 중초는 상초와 하초의 중간으로 비장, 위장, 간장 등이 있는 복부이다.

오장은 감정과 밀접한 관련이 있다. 상초에 있는 심장은 기쁨, 폐는 슬픔을 담당한다. 중초에 있는 비장은 생각을, 간장은 화를 주관한다. 마지막으로 하초에 있는 신장은 두려움과 공포와 관련이 있는 장기이다. 이 중 화를 발생시키는 장기는 주로 간장과 심장이어서 화가 나면 상초가 막히기 쉽다. 중초인 간장에서 화가 발생했어도 화의 성질이 뜨겁기 때문에 위로 올라가 상초에 화에너지가 모인다.

상초인 흉부는 화를 방어하는 1차 바리케이드 역할을 한다. 화가 흉부를 뚫고 위로 올라가면 뇌를 공격할 수도 있기 때문에 가능한 상초에 잡아두려 애쓴다. 화가 났을 때 가슴이 답답하고 숨이 막히는 이유가 여기에 있다. 호흡을 주관하는 폐가 화의 기운에 막혀 있으니 제대로 호흡할 수 없는 것이다.

호흡은 생존의 문제다. 그래서 우리 몸은 흉부가 막혀 숨을 쉬지 못하면 '한숨'을 내뱉는다. 한숨은 살기 위한 처절한 몸부림이라 할 수 있다. 이하이의 한숨 가사는 이런 우리 몸의 반응을 절절하게 담아 더욱 공감이 간다.

이하이의 한숨을 작사·작곡한 사람은 하늘의 별로 떠난 샤이니의 종현이다. 노래 가사 하나하나가 예사롭지 않다. '숨을 크게 쉬어봐요', '숨을 더 뱉어봐요'라는 가사는 그동안 종현이 얼마나 답답하고 힘들었는지를 그대로 보여준다. 살기 위해 한숨을 쉬면서 안간힘을 썼지만 끝내 삶의 무게를 이기지 못하고 먼 길을 떠난 종현의 마지막이 슬프고 안타깝다.

한숨이 나온다면
심호흡이 필요하다

한숨의 가사를 보면 종현은 무거운 한숨이 날 때 어떻게 해야 할지 알고 있었다는 생각이 든다. 숨을 크게 쉬라고. 가슴 양쪽이 저려 조금은 아파올 때까지 있는 힘껏 숨을 쉬라고 말이다. 그리고 안에 아무것도 남지 않았다고 느껴질 때까지 숨을 뱉으라고 말한다.

종현이 말한 숨쉬기는 심호흡을 연상시킨다. 배를 불룩하게 만들면서 코로 깊게 숨을 들이마시고 배에 힘을 주면서 입으로 숨을 내뱉는 심호흡은 복식호흡이라 불리기도 한다.

화가 상초에 가득 차 있으면 폐가 막혀 호흡이 잘 안 되기도 하지만 몸의 근육들이 긴장돼 편안히 숨쉬기가 어렵다. 상초에 차 있는 화는 심호흡을 통해 어느 정도 뺄 수 있으므로 의식적으로 심호흡을 해줄 필요가 있다.

일상에서도 자연스럽게 심호흡을 하면 좋은데 생각보다 많은 사람이 일상에서는 얕은 숨을 쉬거나 숨을 참는다. 화가 났을 때는 말할 것도 없고 일에 몰두하고 있을 때나 무언가에 집중하고 있을 때도 잔뜩 긴장한 채 편안한 호흡을 하지 못한다.

편안한 호흡을 하려면 몸의 긴장부터 풀어야 한다. 머리끝부터 발끝까지 온몸의 근육을 이완시킨 뒤 심호흡을 하면 화가 빠져나가면서 몸과 마음이 조금은 편안해진다. 그러니 한숨이 나오면 내 몸이 심호흡하라는 신호를 보낸다고 생각하고 천천히, 최선을 다해 숨을 쉬자. 종현이 쓴 노래 가사처럼 가슴이 아파 저릴 때까지 깊게 숨을 들이마시고 상초에 아무것도 남지 않을 때까지 숨을 내뱉어보자. 그러다 보면 가슴 속에 꽉 차 있던 화가 빠져나가 한숨도 덜 쉬고, 한결 편안하게 호흡할 수 있을 것이다.

나는 얼마나 화가 쌓여 있을까?

생각보다 많은 사람이 자기도 모르는 사이에 화가 쌓이고 쌓여 화병으로 진행되고 있다는 것을 모른다. 화가 나도 24시간 내내 지속되는 것이 아니라 시간이 지나면 가라앉는데, 그러면 화가 풀렸다고 착각하기 때문이다. 감정은 좀 누그러졌어도 화를 제대로 풀지 않으면 감정의 찌꺼기로 남아 화병으로 진행한다.

오랜 기간에 걸쳐 화가 쌓이면 화가 아닌 다른 형태의 감정으로 나타날 수 있다. 감정보다는 신체적 증상으로 나타나는 경우도 많기에 만성 화병일 경우 스스로 화병의 징후를 놓치기 쉽다.

다음은 화가 많이 쌓여 있을 때 나타나는 증상들이다. 나와 일치하는 증상들이 얼마나 있는지 체크해보자.

☐ 1. 수시로 짜증이 나거나 화가 난다.
☐ 2. 왠지 모르게 불안하고 초조하다.
☐ 3. 무기력하고 의욕이 없다.
☐ 4. 예전보다 집중력이 떨어져 실수가 잦다.
☐ 5. 자기도 모르는 사이에 한숨을 잘 쉰다.

☐ 6. 가슴이 종종 두근거린다.

☐ 7. 어지러움을 잘 느낀다.

☐ 8. 머리가 무겁고 두통이 잦다.

☐ 9. 눈이 쉽게 피로해지고 자주 충혈된다.

☐ 10. 여드름, 종기 등 피부 트러블이 잦다.

☐ 11. 순식간에 열이 올라 뜨거워졌다가 열이 가시면 오싹해진다.

☐ 12. 입맛이 없고, 입이 잘 헌다.

☐ 13. 목에 무언가가 걸린 느낌이다.

☐ 14. 손발이 잘 붓는다.

☐ 15. 목과 어깨가 잘 굳고 자주 아프다.

☐ 16. 손이나 발, 다리에 쥐가 잘 난다.

☐ 17. 소화가 잘 안 된다.

☐ 18. 배에 가스가 잘 찬다.

☐ 19. 설사나 변비가 잦다.

☐ 20. 숙면을 취하지 못하고 밤잠을 설치는 날이 많다.

이 항목 중 해당하는 항목이 5개 이상~10개 이하이면 화가 상당히 쌓여 화병 초기 상태, 10개 이상 15개 이하이면 이미 화병이 많이 진행된 상태, 15개 이상이면 화병으로 인한 합병증이 발생할 수 있는 위험한 상태이니 적극적으로 화를 풀어주어야 한다.

화병은 정말
우리나라에만 있는 병일까?

화병을 우리나라에만 있는 특이한 질병이라 여기는 분들이 많다. 억울하고 화가 나도 참다 생기는 병이 화병이다 보니 비교적 감정 표현이 자유롭고, 할 말 다하는 서양인들은 화병과 거리가 멀 거로 생각하기 때문인 것 같다.

사실 나도 화병은 참는 것을 미덕이라 여기는 동양 문화권에서 발생하기 쉬운 질병이라 생각했다. 하지만 우연한 기회에 백여 명의 서양인들을 진료하면서 서양인들 역시 우리 못지않게 화병으로 고생하는 사람이 많다는 것을 알게 되었다.

화병, 서양인도
예외는 아니다

아주 오래전부터 1년에 한두 번 해외 의료봉사를 다닌다. 주로 외국 선교사나 목사님과 함께 봉사를 다녔는데, 시간이 날 때 그분들의 건강을 살펴드리곤 했다. 그런데 그분들도 대부분 화병이 있었다. 신앙심과 화는 별개의 문제로 아무리 신앙이 깊어도 사람이다 보니 화가 올라올 수 있다. 하지만 종교인으로서 화를 표출하기가 어려웠을 것이고, 오랜 시간에 걸쳐 차곡차곡 쌓인 화는 다양한 신체적·정신적 증상으로 나타나 그분들을 괴롭히고 있었다. 그분들을 보면서 일찌감치 화병이 우리나라 사람들만 걸리는 질병이 아니라는 것은 확인했지만 어디까지나 늘 인내해야 하는 종교인이라는 특수성이 작용한 것으로 생각했다.

화병이 주로 한국인이 걸리는 병이라는 편견은 2019년 6월 한 자기계발 프로그램에 참여하면서 깨졌다. 《네 안에 잠든 거인을 깨워라》라는 책을 쓴 토니 로빈스가 주최하는 프로그램인데, 전 세계 68개국에서 약 3천 명의 사람들이 참가했다.

참가자들은 6명이 한 팀을 이루어 5일 동안 내내 함께한다. 각 팀별로 미션을 수행해야 하는데, 미션은 각자의 방법으로 기부금을 마련해 좋은 일에 쓰는 것이었다. 우리 팀원들은 나에게 한방 치료를 하자고 제안했고 나는 흔쾌히 받아들였다. 그래서 단기간에 많은 외국인을 진료하고 치료할 좋은 기회를 얻었다.

프로그램에 참여했던 외국인들은 표정만 보면 화병이 있으리라고는 짐작하기 어렵다. 하지만 상초와 어깨, 목을 만져보고 깜짝 놀랐다. 화병 수준이 심각했던 것이다. 우리나라 사람들보다 더하면 더했지 결코 가볍지 않았다.

화가 밖으로 나오지 못하고 안에서 쌓였을 때 많이 나타나는 증상 중 하나가 목과 어깨가 딱딱하게 굳는 것이다. 화가 나면 교감신경계가 활성화돼 근육을 긴장시키기 때문이다. 특히 화의 뜨거운 기운이 위로 올라와 목과 어깨가 많이 굳는다. 진료한 외국인들은 거의 다 목과 어깨가 심각하게 굳어 있었다. 물론 평소 목과 어깨가 굳어 있던 분들이 주로 진료를 받았겠지만 그렇다 해도 화병 증상으로 고생하는 분들이 너무 많았다.

화가 쌓여 있음을 알 수 있는 또 다른 방법은 임맥을 따라 눌러보는 것이다. 임맥은 앞쪽에서 봤을 때 정 중앙을 따라 흐르는 경락인데, 화가 쌓여 있으면 이 임맥을 눌렀을 때 쌀알 같은 결절이 만져진다. 화 에너지가 쌓여 뭉치면 주변 조직들을 끌어당겨 결절이 생기는 것으로 누르면 아프다. 당시 화가 주로 쌓이는 몇 가지 임맥 포인트를 눌렀을 때 대부분의 사람에게서 결절이 만져졌고, 심각한 통증을 호소했다.

물론 나에게 치료를 받았던 사람은 전체 프로그램 참여자 중 일부에 불과하다. 이틀 동안 3~4시간 정도를 이용해 약 100명

정도를 진료했다. 하지만 내가 진료한 100명 중 90명 이상이 화병으로 인한 증상을 갖고 있어 적잖이 놀랐다.

화가 빠져나갈 물꼬만 터줘도
증상이 호전된다

화병은 초기에 치료하면 금방 낫는다. 설령 좀 깊더라도 치료를 하면 바로 증상이 호전됨을 느낄 수 있다. 그런데 생전 처음 치료를 받아 본 외국인들은 '믿을 수 없다'며 연신 놀랐다.

사실 치료 방법은 간단했다. 3명이 한팀이 되어 치료했는데 2명이 먼저 굳은 목과 어깨를 마사지하고, 맨 마지막에 내가 화가 뭉쳐 있는 부분을 치료기를 이용해 풀어주었다. 치료기는 침처럼 경혈에 자극을 주지만 피부를 뚫지는 않는다. 앞쪽 임맥을 따라 화가 뭉쳐 있는 부위도 눌러주었다. 치료기로 눌러줄 때는 코로 깊게 숨을 들이마시고, 입으로 숨을 내뱉어 화가 빠져나가도록 했다.

치료는 간단하지만 외국인들이 느끼는 효과는 컸다. 대부분 치료를 받자마자 몸이 달라졌다며 놀라워했다. 지금껏 한 번도 한방 치료를 받아본 적이 없는 외국인들이기에 치료 효과가 극대화되었을 수도 있다. 약을 한 번도 안 먹던 사람이 약을 먹으면 효과가 바로 나타나듯이 말이다.

드물게 거부감을 느끼는 분들도 있었다. 화로 인해 근육이 많이 뭉쳐 있으면 있을수록 치료기로 눌렀을 때 통증이 심하다. 그 통증이 지나가면 근육이 풀리면서 통증도 없어진다. 치료를 받으려면 어느 정도 고통을 참아야 하는데, 도저히 못 참겠다는 분이 딱 3명 있었다. 그 3명을 제외한 나머지 분들은 먼저 치료를 받은 분들로부터 참으면 확실히 좋아진다는 정보를 들은 상태라 잘 참아냈다.

외국인들을 진료하면서 한편으로는 안타까웠다. 화병은 초기에 조금만 치료해도 금방 나을 수 있는데, 외국인들은 한방 치료를 받을 기회가 별로 없다. 외국에서도 한방 치료를 받을 수 있기는 하지만 가격이 비싸고 치료하는 클리닉도 드물어 치료받기가 쉽지 않다. 그래서 한국의 한의학 기술이 외국으로 더 많이 알려지고 전해져, 외국인들도 화병 치료의 혜택을 잘 받을 수 있는 날이 오기를 바란다. 이를 위해 외국에 한국 한의학 교육과 셀프 치료기 등을 준비하고 있다.

화의 세 가지 색깔,
심화, 간화, 담화!

우리 몸의 오장육부는 직·간접적으로 감정과 연결되어 있다. 그중 '화'라는 감정을 만드는 데 직접 관여하는 장기는 '심장', '간장' 그리고 흔히 쓸개라고 부르는 '담'이다. 한의학에서는 어떤 장기에서 주로 화가 발생했는지에 따라 심화, 간화, 담화로 구분한다. 크게 보면 다 같은 화이지만 심화, 간화, 담화는 색깔이 다르며 화를 내게 되는 원인도, 나타나는 양상도 다르다.

　신장, 위장, 폐와 같은 장기도 감정과 연결되어 있지만 화를 만들어내지는 않는다. 신장과 폐는 성질이 시원하고, 몸의 열을 식히는 역할을 한다. 그래서 신장과 폐가 제 기능을 하지 못할 때는 병적인 열을 발생시키지만, 화까지 만들지는 못한다. 위도 마찬가지다. 위에 음식물이 들어가면 열을 내는데, 이 열은 병적인 열이 아니라 몸에 활력을 넣어주는 좋은 에너지인 '온기'이다.

환자들을 봐도 심화, 간화, 담화는 쉽게 확인이 되지만 다른 장기에서 발생했을 것으로 보이는 화는 지금껏 보지 못했다. 수천 년 동안 연구 발전된 한의학에서 심화, 간화, 담화라는 말은 있어도 폐화, 신화와 같은 말이 없는 것만 봐도 심장, 간장, 담이 아닌 장기는 화를 직접 만들지 않는다는 것을 알 수 있다.

마음을 써서 생기는 화, 심화

심장은 마음이다. 보통 '마음을 쓴다'는 말을 많이 한다. 원래 심장은 기쁨을 담당하는 장기이다. 심장이 '기쁨'을 주관한다는 것이 의아할 수도 있겠지만 한의학에서는 이미 오래전부터 오장육부와 감정이 연결되어 있다고 보았다. 《동의보감》에서도 7가지의 감정이 상하면 병이 되는데 기쁨은 심장, 분노는 간, 슬퍼하는 마음은 폐, 생각은 비, 두려움은 신장이 주관한다는 내용이 나온다(동의보감 神門 내1-4-8 神統七情傷則爲病. 心은 在志爲喜, 肝은 在志爲怒, 肺는 在志爲憂, 脾는 在志爲思, 肺는 在志爲悲, 腎은 在志爲恐).

이처럼 심장은 기쁨의 장기이기 때문에 기쁠 때는 심장도 건강하다. 물론 《동의보감》에서는 지나치게 기뻐하면 심장이 상한다고 했지만 기쁜 일만 있어 마음을 크게 쓸 일이 없으면 심장은 비교적 평온한 상태를 유지한다. 하지만 기쁨이 아닌 부정적인 감정들이 자꾸 올라오면 그 감정을 참으려고 애써 마음을 사용하게 된다.

어떤 이유에서든 화를 억지로 참으면 심장이 약해진다. 좋은 일로 기뻐도 심장 에너지가 소모되는데 폭발적 에너지인 화를 참으려면 얼마나 엄청난 에너지를 써야 할까? 결국 참다 참다 생기는 화가 '심화'이다.

심화는 흔히 상상하는 '화'를 내는 형태보다는 '휴~'하는 한숨의 형태로 많이 나타난다. 심장에 화가 억눌려 있으니 답답해서 자기도 모르는 사이에 가슴을 치기도 한다.

심화는 성격적으로 느긋하고 잘 참는 사람에게서 주로 발생한다. 이런 사람들은 마음속에 화가 쌓이고 있는지도 잘 모르며 그래서 더 큰 문제다. 한숨이 나오고 가슴이 답답한데도 그러려니 여기며 돌아보지 않아 화병으로 키우기 때문이다.

성격과 상관없이 상황적으로 참을 수밖에 없을 때도 심화가 잘 발생한다. 그 옛날 한국의 며느리들은 고된 시집살이에도 불평 한마디 못하고 참아야만 했다. 아무리 억울한 대접을 받아 화가 나도 내색할 수가 없었다. 이때의 화병은 '심화'로 인한 것이라 볼 수 있다.

지금도 여전히 시집살이는 존재한다. 예전보다는 많이 나아졌지만 시부모에게 며느리들이 자유롭게 하고 싶은 말을 하고, 자기 감정에 충실하기는 어렵다. 사회에 나가면 또 다른 형태의 시집살이가 많다. 직장에서 상사나 선배도 시집살이를 시키는 존재일 수 있고, 거래처도 상당한 인내심을 발휘하게 만드는 대상일 수 있다.

화를 내게 하는 대상이 누구든 심화가 생기면 그 대상을 보기만 해도 심장이 두근거릴 수 있다. 이쯤 되면 심화가 상당히 깊어진 상태다. 더 큰 병이 생기기 전에 심화를 풀어주려는 적극적인 노력을 해야 한다.

사람이나 사건에 신경을 써서 생긴
이성적 화, 담화

담은 간 옆에 붙어 있는 '쓸개'를 말한다. 쓸개는 간에서 분비되는 담즙(쓸개즙)을 저장하고 있다가 음식물이 들어오면 십이지장으로 이동해 음식물 속의 지방과 소화액이 잘 섞이게 하는 역할을 한다. 이런 기능적인 역할 외에 한의학에서는 쓸개를 '중심을 잡고 과감한 기운이 나는 기관'이라 본다. 즉 줏대를 세우고 용기 있게 나아가는 데 관련 있는 기관이므로, 줏대를 세우지 못한 사람을 '쓸개 빠진 놈'이라고 표현하기도 했다.

담은 크기가 아주 작다. 하지만 한의학에서는 담을 담 자체만이 아니라 담이 속해있는 경락 전부를 포함한다. 담이 속한 경락은 '족소양담경'이다. 족소양담경은 눈초리부터 시작해 귀, 옆머리, 옆구리 등 주로 측면을 따라 넷째발가락까지 이어진다. 안으로는 담, 간과 연결되어 있다. 족소양담경은 우리 몸의 머리부터 발끝의 측면 바깥을 담당하는 큰 기둥 같은 경락이다.

족소양담경의 시작점이나 마찬가지인 귀는 소리에 반응하는 기관이다. 우리 뇌는 귀로 들어오는 소리를 있는 그대로 받아들이지 않는다. 귀로 들으며 받아들일 것은 받아들이고, 차단할 것은 차단하면서 중심을 잡는다. 이성적으로 어떤 소리에 반응하며 받아들이고 차단할 것인지를 판단하는 것이다.

귀가 발달한 사람은 말에 예민하게 반응한다. 누군가 이치에 맞지 않거나 거슬리는 소리를 하면 "그게 무슨 말이야?"하며 따져 묻기도 한다. 상대방이 이해가 되도록 설명하면 괜찮지만 계속 말도 안 되는 소리를 늘어놓아 납득이 안 되면 화가 나는데, 이런 화를 '담화'라고 한다. 감정 자체보다는 이성적인 판단에 의해 올라오는 '화'여서 '이성적인 화'라고도 부른다. 담화는 신경을 많이 쓰거나 생각이 많아도 생긴다. 무언가에 신경이 쓰이거나 생각이 많아진다는 것은 판단하려 들기 때문이다.

오래전에 함께 일하던 직원이 신경 쓰여 힘들었던 적이 있었다. 착하고 센스 있어 보여 뽑았는데, 막상 같이 일을 해보니 실수도 잦고 코드가 맞지 않았다. '좀 더 시간이 지나면 괜찮아질까?', '어떻게 일했으면 좋겠다고 말해야 할까?' 전전긍긍했고 고민은 밤늦도록 이어졌다. 그러는 동안 화가 계속 쌓여 불면증까지 생겼었다.

담화는 어린아이들에게는 잘 생기지 않는다. 담화는 자기 주관이 뚜렷한 사람에게서 생기기 쉬운데, 어린아이들은 이성과 자아가 발달하지 않은 상태이기 때문이다. 어른 중에서도 이성보다는 감정에 충실해 감정이 시키는 대로 행동하는 사람들은 담화와 거리가 멀다.

담화가 생기면 주로 머리가 아프고 잠을 못 잔다. 담은 양 측면의 머리로 연결되어 담에서 발생한 화가 머리로 올라가니 편두통이 생길 수밖에 없다. 또한 신경을 쓰거나 생각이 많아 머리가 복잡하면 잠이 안 온다. 불면이 지속되면 우울해지기도 쉽다.

사람 때문에 생기는
감정적 화, 간화

드라마를 보다 보면 갈등을 겪는 장면들이 많이 나온다. 갈등이 고조되면 서로 화가 나서 경쟁이라도 하는 것처럼 목소리를 높인다. 얼굴은 벌겋게 달아오르고 눈은 충혈된다. 심한 경우 화를 이기지 못하고 발광하거나 정신을 잃고 쓰러지기도 한다. 이런 종류의 화가 바로 '간화'이다. 담화가 이성적 분노라면 간화는 감정적 분노라 할 수 있다.

사람과의 관계에서 생기는 감정에 가장 강렬하게 반응하는 것이 '간'이다. 엄밀하게 이야기하면 장기로서의 간만이 아니라 간을 포함한 '족궐음간경'이라는 경락을 의미한다. 이는 엄지발가락 내측에서 시작해서 신체의 내측 중앙으로 상승하며 흐르는 혈류와 기류인데, 무릎 내측을 상승하여 허벅지 내측, 생식기, 간, 유두, 목, 갑상샘, 눈, 정수리로 올라가는 인체의 내적 감정을 주관하는 큰 중심 기둥이다.

오장육부가 거의 다 연결된 경락이지만 감정 중에서도 화를 주관하는 장기는 '간'이다. 그래서 사람 때문에 화가 치밀어 오르면 간 에너지를 많이 쓰게 되고 간화가 오래 지속되면 간이 허약해지기 쉽다.

간화는 세 가지 종류의 화 중 가장 확실하게 밖으로 드러나는 화여서 남들이 눈치채기도 쉽다. 화는 안에 꽁꽁 눌려 있을 때 더 위험한데 밖으로 표출되면 화병으로 진행될 위험이 많이 줄어든다. 하지만 간화가 생길 때마다 간이 격렬하게 반응하며 쇠약해지기 때문에 조심해야 한다. 어쩌다 한두 번 감정에 복받쳐 화를 표출하면 화가 속으로 쌓이지 않아 좋을 수도 있지만 자주 화를 내면 간이 허해지면서 화에 더 잘 반응한다. 아주 사소한 일에도 화를 잘 내는 사람들이 있는데, 대부분 너무 화를 자주 내 간이 허해진 사람들이다.

어떤 사람 때문에 화가 나서 크게 소리를 지르며 있는 대로 성질을 부려본 적이 있는가? 그렇게 하면 간화가 다 빠져나가 시원해질 것 같지만 꼭 그렇지만도 않다. 상대방이 묵묵하게 화를 받아주면 모를까, 함께 화를 내는 상황에서는 십중팔구 더 화가 증폭된다. 화를 내면 낼수록 더 화가 나는 악순환이 되풀이되는 것이다.

이처럼 간화는 감정적인 화이지만 감정에 솔직하게 반응한다고 풀리는 것이 아니다. 물론 감정을 무시해서는 안 된다. 내가 화가 났다는 것을 알아차리고 다스려주어야 한다. 지금 사람 때문에 무척 화가 나 힘들다는 것만 인정해주어도 화의 기세는 수그러든다.

화가 쌓이면
천 가지 병을 만든다

사실 화 자체는 큰 문제가 되지 않는다. 하지만 화를 잘 풀지 못해 쌓이기 시작하면 적신호가 켜진다. 일단 화가 쌓이면 복부 위쪽이 먼저 타격을 입는다. 화 에너지의 성질이 가볍고 뜨거워 위로 올라가기 때문이다. 불면증, 우울증, 공황장애, 역류성 식도염, 갑상샘질환, 복시, 천식 등은 화병이 원인인 대표적 질병이다. 또한 암 중에서도 간을 포함해 간 위쪽에서 발생하는 간암, 췌장암, 폐암, 유방암, 갑상샘암 등도 모두 화병 때문에 생길 수 있는 암이다.

화는 위쪽, 특히 횡격막 위쪽의 상초에 많이 쌓이는데, 화가 쌓이면 우리 몸은 어떻게든 화로부터 보호하고자 화가 더 이상 활동하지 못하게 잡아둔다. 잡힌 화는 시간이 지나면서 딱딱하게 굳고 들러붙어 기혈순환을 방해한다. 우리 몸은 머리끝부터 발끝까지 기혈순환이 잘 돼야 에너지가 구석구석 잘 전달되는데, 상초에서 막혀 밑으로 내려가지 못하니 하초에도 문제가 생기기 시작한다. 전쟁을 할 때 후방으로 가는 식량보급로가 끊기면 후방이 무너질 수밖에 없는 것처럼 화로 인해 하초에 2차 질병이 발생하는 것이다.

결국 화는 우리 몸 전부와 마음을 아프게 한다. 화가 가볍게는 불면증부터 심하게는 암까지 유발하는 원인이 되므로 예사로 보아서는 안 된다. 그래서 스트레스, 즉 '화'가 만병의 원인이라는 말이 나오는가 보다. 또한 화병으로 발생한 질병들을 함께 치료해주어야 한다. 화병은 그대로 방치하고 해당 질병 치료만 하면 잘 낫지 않는다.

화병에 불면증이 겹치면
우울증이 온다

불면증을 호소하며 내원하는 환자들이 많다. 30대 중반의 이혜숙 씨도 불면증 환자였다.

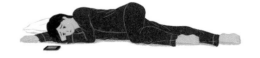

"수면제를 먹고 자면 자도 개운하지가 않고, 온종일 몽롱해요. 수면제 없이 잠 좀 편하게 잘 수 있었으면 좋겠어요."

일차적으로 호소하는 증상은 불면이었지만 한눈에 봐도 우울증이 겹쳐 있는 상태였다. 불면증 환자들은 대부분 우울증을 함께 갖고 있는 경우가 많다. 불면증과 우울증은 동전의 양면과도 같다. 불면에 시달리다 보면 우울증이 오기도 하고, 우울증 때문에 잠이 잘 안 오기도 하기 때문이다. 서로 물고 물리며 점점 병이 깊어지는 경우가 다반사이다. 따라서 우울증을 치료할 때는 필연적으로 불면 치료를 병행해야 한다.

불면증과 우울증은 많은 경우 화로부터 시작된다. 처음부터 불면증이 생기지는 않는다. 하지만 화가 지속되면 잠을 자기 어렵다. 화 에너지는 뜨겁기 때문에 화가 나면 피부가 뜨거워지며 화가 났을 때 얼굴이나 피부를 만져보면 열기를 느낄 수 있다.

우리 몸은 자연의 순리에 따라 반응한다. 해가 뜨면 몸은 에너지를 밖으로 발산하면서 활동할 준비를 한다. 에너지가 발산되면서 피부 온도가 올라가고, 온몸의 세포가 깨어난다. 이 상태에서는 잠이 오지 않는다. 반대로 해가 지고 달이 뜨면 에너지가 몸 안으로 들어가면서 피부가 차가워진다. 에너지가 몸속 깊숙한 곳에 있는 오장육부, 특히 간과 심장으로 많이 가야 편안하게 잠을 잘 수 있다. 그런데 화가 나면 에너지가 안으로 못 가고, 계속 밖으로 발산되니 숙면을 취하기가 어렵다.

화가 쌓인 데다 불면증까지 겹치면 십중팔구 우울증이 온다. 이혜숙 씨는 남자 친구에 대한 걱정과 불안이 많은 분이었다. 남자 친구는 매력적이고 능력이 있어 여자들에게 인기가 많았다. 그러다 보니 남자 친구가 다른 여자에게 조금만 친절하게 굴어도 화가 났고, 혹시 떠나면 어쩌나 불안해하곤 했다. 감정적으로는 화가 나지만 이성적으로 생각하면 남자 친구를 탓할 문제가 아니어서 화를 참다 보니 화병이 생겼다. 내색도 못 하고 머릿속으로 걱정하고 생각에 빠져 있으니 불면증이 생겼고, 잠 못 드는 밤이 거듭되면서 우울증까지 겹친 것이다.

이혜숙 씨는 불면증과 우울증이 심한 편은 아니어서 가슴 속에 쌓인 화를 빼주는 침으로 증상이 많이 호전되었다. 첫날 침을 맞고 다음 날 내원했을 때 '모처럼 잘 잤다'며 고마워했다. 일주일에 두 번씩 한 달 동안 침 치료를 한 후에는 화병, 불면증, 우울증으로부터 완전히 벗어날 수 있었다.

양방에서는 우울증을 잘 낫지 않는 어려운 병으로 본다. 하지만 화병으로 인한 우울증은 초기에 조금만 노력하면 금방 호전된다. 화가 났을 때 제대로 풀지 못해 우울감이 느껴지면 어떻게든 기분을 좋게 해주려는 노력을 해야 한다. 개인적으로는 우울할 때 평소 좋아하는 음악을 많이 듣는다. 노래에 심취해 있다 보면 어느새 기분이 좋아진다.

꼭 노래가 아니라도 기분이 좋아질 수 있는 것이라면 무엇이든 시도해보자. 그런 시도들이 화를 풀고, 화로 인해 생기는 불면 증과 우울증을 없애주고, 또다시 화가 쌓이고 쌓여 불면증과 우울증이 생기는 것을 막아줄 것이다.

화병의 심화 버전, 공황장애

연예인 중 공황장애를 앓고 있다고 밝힌 사람들이 많다. 김구라, 기안84, 이경규, 정찬우를 비롯해 일일이 말하기도 어려울 정도이다. 연예인들의 공황장애 커밍아웃은 나름 긍정적인 영향을 미쳤다. 병은 자각했을 때 비로소 치료를 시작할 수 있기 때문이다. 불과 얼마 전까지만 해도 우울증이나 공황장애를 숨기는 분들이 많았는데, 연예인들이 방송에서 공개적으로 밝혀주면서 공황장애에 대한 편견이 많이 사라지고 적극적으로 치료하려는 사람이 늘었다.

공황장애는 극심한 공포를 느껴 발작을 하거나 숨을 잘 쉬지 못하는 증상이 반복적으로 나타나는 병이다. 일반적인 불안과는 차원이 달라 '질식하거나 심장마비가 와 죽을 것 같은 공포'를 느낀다. 많은 연예인이 공황장애임을 밝혀서 그런지 사람들은 우울증보다 공황장애를 더 가볍게 느끼는 경향이 있다. 하지만 한의학적 관점에서 보면 공황장애는 화병을 제대로 치료하지 못하고 더 진행되었을 때 발생하는 질병이다. 대부분 화병을 시작으로 불면과 우울이 반복되면서 공황장애가 나타난다.

공황장애는 주로 신경을 많이 써서 생기는 담화와 밀접한 관련이 있다. 담화는 담(쓸개)을 포함하고 있는 족소양담경 에너지를 소진시킨다. 앞에서도 이야기했지만 족소양담경은 '용기'를 주관하는 경락이다. 장군들은 종종 옆구리에 손을 대는 자세를 취하는데, 이는 눈초리부터 시작해 귀를 지나 측면을 따라 지나가는 족소양담경의 에너지를 강화시키는 동작이다. 모델들도 워킹을 하다 잠시 멈춰 설 때는 옆구리에 손을 대는 자세를 많이 취하는데, 역시 족소양담경을 강화시켜 용기, 자신감을 강화하기 위한 것이다. 이처럼 용기와 관련이 있는 족소양담경이 담화로 인해 약해지면 공포와 두려움이 밀려와 공황장애가 생긴다.

공황장애의 근본 원인은 화병이므로 화를 다스리고, 화병으로 약해진 족소양담경을 비롯해 간, 담, 신장 등의 장기를 강화해주어야 한다. 이런 치료 없이 약물치료만 하면 잘 낫지 않는다.

오랫동안 공황장애로 고생했던 분이 있다. 대형 교회의 사모였는데 인정이 많고 따뜻하여 남들을 잘 보살피는 분이었다. 하지만 남을 배려하는 삶을 20년 넘게 살다 보니 공황장애가 생겼다. 늘 사람들을 살피고 신경 쓰느라 자기 마음이 병들고 있는 것을 모르고 있다 공황장애를 얻은 것이다.

공황장애는 갑자기 오지 않는다. 화가 쌓이고, 불면과 우울이 오랫동안 반복되면서 생긴다. 아니나 다를까, 사모에게 불면과 우울이 생긴 지 오래되었다고 한다. 사모는 주로 사람들이 많은 공간에서 두려움과 공포를 느끼고, 공포감을 느낄 때는 혈압이 200mmHg 가까이 치솟아 응급실에 실려 간 적이 한두 번이 아니었다. 약을 먹어도 나아지지 않자 목사님은 다 접고 시골로 내려가 살자고 할 정도로 증상이 심각했다.

우선 자기도 모르게 쌓인 화를 풀어주는 것이 급선무였다. 화는 눈에 보이지 않는 '기氣'의 형태여서 침을 놓으면 효과가 좋다. 침을 놓는 혈자리는 '공손'과 '내관'이다. 공손은 엄지발가락에서 옆으로 발뒤꿈치 쪽으로 가다 보면 뼈가 툭 튀어나와 있는 부분이 있는데, 그 뼈 아래에 있는 혈자리이다. 내관은 손목에서 팔꿈치 안쪽으로 3cm가량 위에 있다. 이 두 혈자리는 맞바람이 통할 수 있는 창과 같은 역할을 하기 때문에 침을 놓으면 화가 잘 빠져나간다.

사모는 내원한 첫날에는 침을 안 맞으려고 했다. 공황장애 증상이 나타나면 혈압이 치솟는데, 침을 맞으면 혈압이 오를까 걱정스러워서였다. 걱정하지 말라고, 침을 맞으면 화가 빠져나가 오히려 혈압이 내려간다고 설득해 침을 놓았다. 실제로 침을 맞은 후 사모는 마음이 편안해짐을 느꼈고, 혈압을 재보니 정상 혈압을 유지하자 이후 5~6개월 매일 침을 맞았다. 어느 정도 화가 빠져나간 다음에는 일주일에 2~3번만 맞아도 되는데 효과가 좋으니 매일 왔다.

가벼운 화병은 한두 번 침만 맞아도 쉽게 낫는다. 하지만 공황장애는 화병이 깊어질 대로 깊어져 오장육부까지 허해지기 때문에 한약을 함께 복용하면 치료 효과가 배가된다. 사모는 침과 한약을 병행하면서 치료 9개월 만에 공황장애로부터 완전히 벗어날 수 있었다. 10년 가까운 긴 세월 동안 사모를 괴롭혔던 공황장애가 화병을 다스리면서 완치된 것이다.

"이제 남만 살피지 말고 사모님 자신을 먼저 돌보면서 사세요."

완치되어 밝은 얼굴로 한의원을 나가는 사모에게 여러 번 당부했다. 너무 다른 사람만 신경 쓰다 화병이 생겼던 것이니 공황장애가 재발하지 않으려면 자신부터 먼저 챙겨야 한다. 에너지가 소진되어 힘들다고 느끼면 충분한 휴식을 취하면서 재충전을 해주어야 한다. 다행히 사모는 나의 당부를 잘 지켜 이후 재발 없이 활기차게 살고 계신다.

화가 식도로 올라가면
역류성 식도염이 생긴다

가슴이 타는 듯이 뜨겁고 화끈거려 못 살겠다며 할머니 한 분이 내원했다. 전형적인 '역류성 식도염' 증상이다. 할머니도 한의원에 오기 전에 병원에서 진료를 받아 역류성 식도염이라는 것은 알고 있었다.

"병원 약을 먹으면 좀 좋아지는 것 같은데, 안 먹으면 또 아파. 약을 하도 오래 먹어서 그런지 위장까지 쓰리고 소화가 안 돼."

역류성 식도염은 화로 인한 대표적인 질병 중 하나이다. 화는 성질이 불처럼 뜨거워 기운이 위로 올라가는데 그 뜨거운 열기가 식도에서 정체되어 있을 때 역류성 식도염이 잘 생긴다. 화기로 식도가 손상되면 가슴이 타는 것처럼 뜨겁고, 쓰리고 아프다.

서양의학에서는 위산이 역류해 역류성 식도염이 발생한다고 보고, 위산 억제제와 염증을 치료하는 약을 처방한다. 이 약을 먹으면 증상은 호전되지만 할머니의 경우처럼 재발이 잘 된다. 역류성 식도염을 치료하려면 화부터 다스려야 하는데, 가슴속에 쌓인 화를 풀지 못하거나 화의 원인을 그대로 두어 추가로 화가 계속 발생하기 때문이다.

가슴 속에 쌓인 화는 침만 몇 차례 맞아도 풀린다. 하지만 화의 원인을 근본적으로 없애기는 쉽지 않다. 할머니의 경우 40이 넘도록 백수인 아들이 원인이었다. 열심히 일자리를 알아보고 노력하는데도 취업이 안 되는 것이라면 그렇게까지 화가 나지 않았을 것이다. 하지만 매일 자기 방에 틀어박혀서 잘 나오지도 않고 게임만 하니, 아들 생각만 해도 화가 머리끝까지 치밀어 올랐다.

할머니는 이런 사연을 처음에는 말씀하시지 않았다. 추가로 화가 계속 쌓이는 상황이 아니라면 서너 번 침을 맞으면 증상이 많이 호전되어야 한다. 그런데 할머니는 좋아지기는 했어도 여전히 증상이 남아 있어 '제일 걱정스러운 일이 무엇이냐?'고 물었더니 그제야 아들 이야기를 하셨다.

"많이 속상하시겠어요. 그런데 의식적으로라도 아들에게 신경을 덜 쓰는 게 어떨까요? 아들을 위해서가 아니라 할머니 자신을 위해서요."

생각을 바꾸는 일은 쉽지 않다. 하지만 할머니는 어떻게든 상황을 받아들이고 자신에게 집중하려 노력했고 그러면서 한결 마음이 편해진 모습이었다. 이후 할머니는 몇 차례 더 화를 풀어주는 침을 맞고 더 이상 가슴이 화끈거리는 증상이 없다며 좋아하셨다.

화로 인한 탈모는
남녀를 가리지 않는다

화가 식도를 지나 머리까지 올라오면 탈모가 발생하기 쉽다. 화의 뜨거운 열기가 모공을 손상시켜 머리카락이 뿌리를 내릴 수 없기 때문이다. 남성들의 경우 유전적인 요인이 작용하기도 하지만 기본적으로 탈모의 시작점은 화병이라 봐야 한다. 여성들의 경우에는 다이어트로 인해 영양부족이 되거나, 출산 후 혈 손실로 인한 산후탈모, 갱년기 탈모 등이 있지만, 스트레스로 화병이 극심해져도 화가 머리로 배출되면서 머리카락이 빠지는 탈모 증상이 나타난다.

30대 초반의 젊은 엄마인 순란 씨가 원형 탈모로 내원했다. 양방 피부과에서 8개월 넘게 치료를 받았는데 낫지 않아 고민하던 중 친구가 우리 한의원을 추천해주었다고 한다.

순란 씨는 육아 스트레스가 무척 심했다. 네 살짜리 아들은 고집이 무척 세고 제멋대로 행동하는 아이였다. 아이 못지않게 고집이 센 아빠 말은 그래도 듣는데, 마음이 여려 단호하게 못 하는 엄마 말은 아예 듣지를 않았다. 그런 아들 때문에 화가 쌓이기 시작했고, 화가 머리끝까지 올라가 원형탈모가 생겼다. 그것도 지름이 각각 6cm, 9cm로 크기가 제법 컸다.

순란 씨의 경우 화를 유발하는 원인이 명백했다. 말 안 듣는 아들 때문에 감정적인 화, 간화가 생겼고, 그럼에도 어떻게든 아들을 잘 키워보려고 애쓰면서 담화까지 겹쳤던 것 같다. 간화나 담화는 일단 흉곽에서 일차적으로 잡아두는데, 워낙 화의 기운이 세면 흉곽을 뚫고 머리까지 간다. 그 화가 머리에 그대로 있으면 뇌에 심각한 손상을 입힐 수도 있으므로 우리 몸은 머리카락을 빠뜨려 그 구멍으로 화를 빼준다. 결국 탈모는 내 몸을 살리기 위한 방어기전인 셈이다.

사실 순란 씨의 문제는 원형 탈모만이 아니었다. 화는 우리 몸의 정상적인 대사를 방해한다. 화의 기운이 계속 위로 올라가면 상대적으로 아래쪽은 기혈순환이 잘 안 돼 허해진다. 순란 씨의 경우도 생식기 쪽이 약해져 질염과 항문 염증이 생겨 피부과 외에도 산부인과, 비뇨기과를 따로 다녔다. 그렇게 세 과를 8개월이나 다니면서 치료를 받았는데도 호전이 안 돼 더 스트레스가 쌓인 상태로 나를 찾았다.

바로 화를 빼는 치료를 시작했다. 침으로 화를 빼주면서 효과를 극대화하기 위해 약침과 한약을 병행했다. 화의 뜨거운 열기가 몸속에 오래 있으면 진액이 마르고 오장육부의 기능이 허해져 화를 빼면서 동시에 좋은 에너지를 보충해주는 것이 좋다. 순란 씨도 특히 생식기 쪽이 약해져 약침과 한약을 함께 썼는데 효과가 바로 나타났다.

보통 탈모를 치료할 때 빠진 부분이 다 채워지려면 6개월 이상 걸린다. 그런데 순란 씨의 경우 약침 한 번 맞고 머리카락이 나기 시작해 한 달쯤 지나자 원형 탈모가 생긴 부위에 거의 머리카락이 났다. 상당히 놀라운 호전 속도였다. 석 달이 지난 즈음에는 빈 구멍 없이 머리카락이 빼곡히 나 더 이상 치료하지 않고 머리카락이 자라기만 하는 상태가 되었다.

질염과 항문 염증도 많이 좋아졌다. 당연한 일이다. 증상은 달라도 탈모, 질염, 항문 염증 모두 '화'가 원인이기 때문에 화를 빼주면 다 좋아질 수밖에 없다. 순란 씨는 화병 치료만 했는데, 자신을 괴롭히던 증상이 다 좋아지자 조금은 어리둥절한 모습이었다. 하지만 머리카락이 계속 자라면서 진즉에 화병 치료를 하지 않은 것을 후회했다. 아들이 바뀌지 않으면 또 화가 쌓일 수 있지만 자신을 괴롭혔던 모든 증상이 '화' 때문인 것을 알았으니 다시 화가 쌓이지 않도록 조심하겠다며 한의원을 나섰다.

화가 쌓일수록
등이 굽는다

40대 후반의 이종혁 씨가 등이 아파 침을 맞고 싶다고 내원했다. 등을 살펴보니 많이 굽어 있었다. 나이가 들면 척추가 약해져 등이 굽을 수 있지만 40대 후반의 나이에 이종혁 씨처럼 등이 굽는 경우는 많지 않다.

"언제부터 등이 아프고 굽었나요?"

"사업을 크게 했는데 2년 전에 사기를 된통 당해 부도 위기에 처한 적이 있어요. 간신히 부도를 막기는 했는데, 그때부터 멀쩡했던 등이 굽었어요."

이종혁 씨는 화병으로 등이 굽은 것이어서 등이 아닌 앞쪽 임맥에 침을 놓아 흉곽에 쌓인 화를 빼주어야 한다. 환자에게 상황을 설명하니 처음에는 의아해했다. 이종혁 씨는 등과 어깨통증을 주로 호소했다. 등도 아프지만 어깨가 끊어져 나갈 정도로 아프고, 팔이 저리고 시린데, 왜 등과 어깨에 침을 놓지 않고 앞쪽에 침을 놓느냐며 이해할 수 없다는 표정을 지었다.

보통 화가 많이 쌓이면 등이 뻐근하고 아픈 증상이 종종 나타난다. 화가 위로 올라오면서 등 근육을 긴장시켜 딱딱하게 만들기 때문에 나타나는 증상이다. 등 중에서도 화가 횡격막 위쪽으로 많이 쌓여 견갑골 쪽이 주로 아프고 뻐근하다. 이종혁 씨는 화병이 더 심해 등까지 굽은 것이다. 똑바로 누우면 등이 바닥에 다 닿지 않고 들릴 정도로 굽은 정도가 심했다.

환자에게 등이 아프고 굽은 이유를 잘 설명하고 화병 치료를 시작했다. 3개월에 걸쳐 16번 치료를 했는데, 굽었던 등이 다 펴졌다. 이종혁 씨는 신기해하며 고마워했지만 마법이 아니다. 화병으로 인해 등이 굽었던 것이니 화병을 치료하면 당연히 낫는 병이었을 뿐이다.

복시, 눈이 아니라
'화'가 문제다

사물이 하나로 보이지 않고 두 개로 보이는 것을 '복시'라 한다. 양방에서 보는 복시의 원인은 다양하다. 뇌졸중, 뇌종양, 뇌부종, 두부 외상 등 뇌병변으로 복시가 생길 수도 있고, 각막변형, 백내장 등이 복시의 원인이 되기도 한다. 라식이나 라섹이 복시를 유발할 수도 있다. 하지만 한방에서는 복시의 원인을 상당 부분 '화'로 본다. 사실 양방에서 복시의 원인으로 주목하는 뇌졸중, 각막 변형 등도 '화'가 많이 쌓였을 때 발생할 수 있는 질병이기 때문에 복시의 근본 원인이 '화'라고 해도 무방하다.

한의학에서는 임맥을 따라 이어지는 세로 중심축이 있는데, 화가 쌓여 이 축이 틀어지면 복시가 생기는 것으로 본다. 이런 복시는 임맥에 쌓인 화를 풀고 중심축을 잡아주면 바로 해결된다.

뇌졸중으로 복시가 발생해 고생했던 어르신이 있다. 80대 초반의 고령에도 카리스마가 넘치는 멋진 분이었다. 젊었을 때부터 크게 사업을 하셨는데 최근 사업이 망해 그 충격으로 뇌졸중이 왔다. '화병'이 뇌졸중을 부른 것이다. 다행히 뇌졸중이 경미해 운동 능력이나 언어 능력, 인지 능력 등은 금방 회복했다. 하지만 후유증으로 복시가 심해 외출을 하지 못하고 집에서만 있다가 한의원에 내원했다.

어르신의 경우 뇌졸중을 치료할 때 임맥을 가로막는 울화를 풀지 않아 복시가 생긴 것으로 판단되었다. 우선 상초에 쌓인 화를 침으로 뺐다. 복시가 생긴 지 얼마 안 돼서 그런지 효과가 좋았다. 맨 처음 내원할 때는 혼자서 못 다녀 부인이 모시고 왔었는데, 침을 3회 맞은 후에는 혼자 내원할 정도로 호전되었다. 이후 2주 정도 더 치료를 받고 복시 증상이 완전히 사라졌다.

원래 복시 초기일 때는 어르신의 경우처럼 치료가 비교적 쉽다. 하지만 오래된 만성 복시는 다르다. 50대 중반 조인선 씨도 복시로 내원한 환자였다. 조인선 씨는 10년 전 남편이 갑자기 사망한 충격으로 화병이 생기고, 갑상샘에도 이상이 왔다. 갑상샘에 문제가 생기면 눈 근육에 영향을 주어 복시를 유발할 수 있다.

처음 복시가 생겼을 때 조인선 씨는 안과를 다니면서 치료를 받았다. 그래도 차도가 없어 결국 프리즘 안경을 쓰고 지금껏 10년 세월을 살았다. 너무 오래 프리즘 안경을 써서 눈의 모든 기능이 프리즘 안경에 맞게 고착화되어서인지 안타깝게도 조인선 씨의 경우 화병 치료를 해도 잘 낫지 않았다. 똑같이 화병으로 인해 생긴 복시라도 너무 오래 방치하면 되돌릴 수 없다는 것을 확인할 수 있었던 씁쓸한 임상경험이었다.

건선, 화로 인해
생기는 피부병

20대 초반의 젊고 예쁜 지영 씨가 무릎이 아프다며 내원했다. 정형외과에서 물리치료도 해보고 주사도 맞았는데 낫지 않아 침을 맞으면 나을까 싶어 한의원을 찾은 것이다.

나이 든 사람이 무릎이 아픈 이유는 대부분 관절의 노화 때문이지만 지영 씨는 관절에 문제가 있기에는 너무 젊은 나이였다.

또한 무릎 바깥쪽이 아닌 안쪽이 아프다는 것으로 보아 관절보다는 기가 잘 순환되지 않는 것이 문제인 것으로 판단되었다.

단순히 기의 문제로 무릎이 아프다면 침으로 잘 낫는다. 그런데 몇 차례 침을 맞아도 차도가 없어 복진을 해보니 많이 경직되어 있었다. 가슴 중앙의 임맥을 눌러보니 화병도 있는 듯했다. 가슴에 화가 가득 차 있으면 아래로 내려가는 기운을 막아 만성 소화불량이 생긴다. 복부에는 무릎을 거쳐 둘째발가락까지 이어지는 족양명위경 경락이 있는데, 만성 소화불량이 있으면 무릎까지 기운이 내려가지 않는다.

지영 씨가 화병 때문에 무릎이 아프다는 증거는 또 있었다. 지영 씨는 건선이 무척 심했다. 특히 가슴과 다리 쪽에 건선에 심했는데, 건선은 화병으로 인해 생기는 대표적인 질병 중 하나다. 화병이 있으면 뜨거운 열기가 흉곽에 머물러 주로 가슴 부위 피부가 벌겋게 되는데, 지영 씨는 화병이 오래돼 다리까지 건선이 퍼진 상태였다.

"지금 무엇 때문에 스트레스를 받나요?"

가볍게 질문을 던졌는데 나오는 대답은 무거웠다. 지영 씨는 어렸을 때 성추행을 당한 적이 있다고 한다. 그때도 건선으로 고생했는데 스스로 무던히도 마인드 컨트롤을 하면서 많이 좋아졌었다. 하지만 어렸을 때 입은 상처 때문인지 이후 이상한 사람이 쫓아와 해코지할까 늘 불안하고 걱정스럽다고 한다. 실제로 얼마

전에는 그런 비슷한 일이 일어날 뻔해서 굉장히 스트레스를 받고 있다고 대답했다. 그래서 좋아졌던 건선이 다시 악화된 듯했다.

화병 때문에 무릎도 아프고, 건선도 심해졌다는 것을 확인하고 화병 치료에 집중했다. 일주일 동안 화를 빼주는 침만 세 번 놓았는데 무릎 통증이 완화되고 건선도 많이 옅어졌다. 화병이 원인이다 보니 무릎에는 침도 놓지 않았는데도 무릎 통증과 건선이 좋아진 것이다.

건선은 침과 한약을 병행하면 효과가 배가 된다. 건선은 화로 인해 혈이 뜨거워져 생긴 질병이므로 혈의 열을 꺼주고, 에너지를 보충해주어야 한다. 한약이 그러한 역할을 하는데, 지영 씨는 효과가 바로 나타났다. 한약을 고작 5일 치 먹었을 뿐인데, 가슴에 있던 건선이 많이 좋아졌다. 건선이 치료될 줄은 알았지만 효과가 너무 좋아 나도 지영 씨도 깜짝 놀랐다.

지영 씨의 경우 치료가 잘 되면서 신뢰가 생겨 약간의 심리치료를 병행했다. 무엇 때문인지는 확실치 않지만 지영 씨는 스스로를 불완전한 존재라고 생각했다. 늘 부족하고 모자라다고 생각하며 자책했다. 화병이 있는 사람들은 대부분 자기를 사랑하지 않는 경우가 많은데 지영 씨도 마찬가지였다. 그런 지영 씨에게 "지영 씨는 지금도 온전합니다. 괜찮아요"라고 말해주었다. 내가 지영 씨를 보고 느낀 것을 그대로 말해주었을 뿐인데, 지영 씨는 그 말에 큰 위로를 받았던 것 같다.

침과 한약과 약간의 심리치료까지 더해지면서 지영 씨의 건선은 지금 많이 좋아졌다. 몸은 흔적을 찾아보기 어려울 정도로 깨끗해졌고, 다리도 아직 완전히 낫지는 않았지만 전보다 흔적이 1/5 정도만 남을 정도로 많이 호전되었다.

건선도 만성질환이어서 꾸준한 관리가 필요하다. 현재 지영 씨는 다리에 조금 남아 있는 건선을 마저 치유하고, 건선의 원인인 화병이 재발하지 않도록 한약을 복용하고 있다. 이미 많이 좋아졌기 때문에 복용량은 절반으로 줄였다. 또한 지영 씨는 심리치료 후 온전하게 자신을 사랑하려고 노력하고 있기 때문에 조만간 건선을 완치하고, 또다시 고생하지 않을 것이라 믿는다.

갑상샘질환은 모두
화병이 원인이다

30대 후반의 최미란 씨는 다이어트 목적으로 내원했던 환자다. 키 162cm에 64kg여서 살짝 통통해 보이는 정도였는데, 최미란 씨는 살을 빼야 한다는 의지가 강했다.

"갑상샘암 수술 전에는 55~56kg을 항상 유지했어요. 그런데 수술 후에 급격히 살이 찌더니 아무리 식사를 조절하고 운동을 열심히 해도 살이 안 빠져요."

갑상샘암뿐만 아니라 갑상샘 관련 질병은 모두 화병과 관련이 있다. 화병이 떡잎이라면 이 떡잎이 자라 갑상샘질환이 된다고 보면 된다. 떡잎부터 좋지 않으니 떡잎이 자라 생긴 열매가 썩을 수밖에 없는데, 이 썩은 열매가 갑상샘질환인 셈이다.

화를 풀지 못해 몸 안에 쌓일 때 많이 나타나는 증상 중 하나가 '매핵기'이다. 매핵기는 목에 무언가 걸려 답답한 느낌이 드는 증상을 말한다. 최미란 씨도 갑상샘암 진단을 받기 전에 매핵기로 꽤 오래 고생했다고 한다. 늘 목에 무언가가 걸려 있는 것 같아 일부러 기침을 해도 전혀 시원해지지 않았다. 혹시 무슨 병인가 싶어 이비인후과에서 정밀 검사를 받았는데, 아무 이상이 없다고 했다. 하지만 시간이 지날수록 불편함이 조금씩 심해지는 듯했고, 가끔 목소리가 쉬는 듯했다. 예전과는 달리 조금만 움직여도 피로감이 극심했다. 일 때문에 스트레스가 심하긴 했어도 그렇게까지 피곤한 적은 없었기에 병원을 찾았고, 갑상샘암 진단을 받았다.

다행히 암은 초기였다. 암 크기가 작았고, 전이된 데도 없어 수술 후 바로 퇴원할 수 있었다. 항암치료도 받을 필요가 없어 일주일쯤 휴식을 취하고 바로 일상에 복귀했다. 병원에서는 특별히 음식을 가릴 필요는 없으니 골고루 잘 먹으라고 했다. 병원에서 권유한 대로 더 빨리 회복하고자 삼시 세끼를 열심히 챙겨 먹었는데, 그때부터 살이 급속도로 찌기 시작했다. 하루 필요 열량보다 많이 섭취하는 것도 아닌데, 조금만 먹어도 살이 찌고, 한 번

찐 살은 어지간해서는 빠지지 않았다.

갑상샘암은 전이가 잘 안 되고, 생존율이 아주 높아 '착한 암'이라고 불린다. 하지만 한의학에서 보는 관점은 다르다. 갑상샘암뿐만 아니라 갑상샘 관련 질환은 생명에는 큰 지장이 없지만 갑상샘이 식욕, 의욕, 성욕 등을 주관하기 때문에 갑상샘에 문제가 있으면 삶의 질이 떨어진다. 의욕이 없어져 무기력해지고, 조금만 움직여도 피곤하다.

또한 갑상샘은 우리 몸 전체의 신진대사에 관여하기 때문에 갑상샘기능저하증 혹은 갑상샘암으로 호르몬이 덜 분비되면 신진대사가 둔화된다. 갑상샘암은 결국 갑상샘의 완전 혹은 부분 절제가 이루어지므로, 평생 만성 갑상샘기능저하증으로 살게 되는 것으로 봐야 한다. 비록 신지로이드를 복용한다고 해도 인공적인 호르몬과 내 몸에서 만드는 천연 호르몬은 그 기능에 차이가 있을 수밖에 없다. 그 결과 조금만 먹어도 대사가 잘 안 돼 살이 잘 찐다. 갑상샘 수술 후 체중관리를 철저하게 하지 않으면, 체중이 10~20kg 정도는 정말 쉽게 늘 수 있다.

갑상샘에 문제가 있어 살이 찐 경우에는 음식 조절과 운동만으로는 살을 빼기 어렵다. 갑상샘 기능을 정상화하는 치료를 먼저 해야 한다. 최미란 씨의 경우 다행히 갑상샘을 반만 절제했기 때문에 침과 한약으로 갑상샘 기능을 강화할 수 있었다. 갑상샘 기능이 정상화되면서 살도 많이 빠졌다. 치료를 시작한 지 3개월

만에 체중은 56kg으로 줄었고, 지금까지 잘 유지하고 있다.

갑상샘은 다른 어떤 신체 기관보다 '화火'에 취약한 기관이다. 화가 쌓였을 때 나타나는 매핵기, 잔기침 등의 증상은 갑상샘질환의 전조증상인 경우가 많다. 최미란 씨도 매핵기로 고생할 때 적극적으로 치료를 받았으면 갑상샘암을 예방할 수도 있었을 것이다. 악성이 아니라도 화가 자꾸 갑상샘을 공격하면 양성 종양이 생기기 쉽다.

갑상샘질환을 치료하고 재발하지 않도록 하려면 화를 제대로 다스려야 한다. 가능한 한 마음을 잘 챙겨 화가 쌓이지 않도록 하고, 화병 증상이 나타나면 적극적으로 치료하는 것이 좋다. 최미란 씨도 지금은 건강이 양호하고, 체중도 잘 유지하고 있지만 화병을 예방하는 차원에서 한 달에 두세 번 내원해 화를 풀어주는 침을 맞고 있다.

신경성 천식은
간화 때문이다

5세 때부터 신경성 천식으로 고생했던 젊은 목사님이 지인의 소개로 내원했다. 당시 목사님 나이가 37세였는데, 무려 30년이 넘는 긴 세월 동안 천식과 씨름하느라 많이 지쳐있는 상태였다. 신경성 천식은 양방으로 치료가 잘 안 된다. 하지만 목사님은 주로 해외에서 살면서 선교를 하느라 한방 치료를 접할 기회가 없었다. 할 수 없이 증상이 심해질 때마다 흡입 스테로이드에 의존하며 견뎠지만 효과가 없어 응급실에 실려 간 적도 여러 번이다.

예전에는 유전적인 요인에 의한 천식이 많았지만 요즘에는 후천적 요인에 의한 천식이 점점 많아지는 추세이다. 후천적 요인은 주로 미세먼지, 꽃가루 등의 환경적인 요인이 대부분이다. 이 밖에 또 다른 중요한 원인이 있다. 바로 화, 즉 스트레스가 천식을 유발하기도 한다. 목사님의 신경성 천식은 화병이 원인인 것으로 짐작되었다. 자세한 이야기는 하지 않았지만 어렸을 때부터 가족들로부터 받는 스트레스가 무척 심했고, 스트레스가 쌓여 화병이 생겼던 것 같다.

한의학 서적에는 화 중에서도 간화가 천식을 부른다는 내용이 많이 나온다. 간화는 스트레스로 인해 생긴 감정적인 화를 말한다. 《동의보감》에서는 옆구리가 그득한데 변비가 아니고 기침이나 천식이 있는 경우에는 간화가 폐를 상하게 한 것이라는 문구가 있고, 《진료요감》이라는 한의학 서적에서 감정 변화에 의해서 천식이 발생할 수 있다는 내용이 나온다.

목사님도 간화에서 천식이 시작되었지만 너무 오래 천식을 앓아 폐까지 상한 상태였다. 간과 폐는 경락에 바로 연결된 장부이다. 폐는 간화를 다 받아서 식혀주는 장부인데, 30여 년에 걸쳐 간화가 계속 폐를 공격하니 더는 감당하지 못하고, 결국 정상적인 폐 기능을 하지 못할 정도로 망가져 버렸다. 단순히 폐 기능이 약해진 것이 아니라 폐의 실질 조직이 손상된 심각한 상태였다.

신경성 천식은 침만으로는 치료가 잘 안 된다. 화병 초기에는 침으로 화를 빼주기만 해도 호전되지만 신경성 천식은 이미 화병이 심해졌을 때 발생하는 질병이기 때문이다. 간화를 견디다 못해 폐가 상한 경우가 많아 한약 치료가 중심이 되어야 한다.

목사님의 경우 폐가 너무 많이 상해서 더욱더 한약 치료가 필요했다. 침과 함께 6개월 동안 손상된 폐와 기관지를 회복시켜주는 한약을 복용하니 흡입 스테로이드에 의존하지 않아도 될 정도로 호전됐다.

신경성 천식을 치료하는 동안 잠시 비염 증상이 나타난 적이 있는데 이것은 일종의 호전 반응이다. 폐와 짝을 이루고 있는 경락이 수양명대장경으로 이 경락이 병들면 비염이 생긴다. 좀 더 심해지면 폐까지 병이 드는데, 목사님은 폐까지 병든 경우였다.

우리 몸은 유기적으로 연결되어 있어서 어느 한 곳이 아프면 연결된 다른 곳도 병드는 경우가 대부분이다. 하지만 몸은 제일 심각한 질병에 우선적으로 반응하기에 상대적으로 약한 질병의 증상은 드러나지 않는 경우가 많다. 목사님도 신경성 천식이 심할 때는 드러나지 않았던 비염이 폐가 좋아지면서 나타났던 것이다. 비염 또한 한약을 꾸준히 복용하면서 얼마 가지 않아 완치했다. 그리고 지금까지 재발 없이 건강한 일상을 살고 계신다.

화병으로
암까지 온다

암 환자를 치료하다 보면 깨닫게 되는 것이 '만병의 근원은 스트레스'라는 것이다.

암 환자들은 보통 두 종류의 스트레스 중에 하나로 암을 만난다. 하나는 살면서 겪게 된 큰 사건(사기, 배신, 상처, 파산, 억울한 사건, 외도, 이혼 등)으로 감당하기 어려운 큰 스트레스를 받고 발병하거나, 또 하나는 오랜 시간 동안 작은 사건들이 쌓여 지속적인 만성 스트레스로 발병한다. 그래서 환자들에게 물어보면, 사실 스스로 발암의 원인이 되는 스트레스 유발 사건을 알고 있다. 상담 중에 구체적으로 얘기하는 분들도 있고, 두리뭉실하게 얘기하는 분들도 있지만, 분명한 것은 본인들이 그 일이 계기가 되었다거나, 그 사람이 계기가 되었다는 것을 인지하고 있다는 것이다. 그 사람은 보통 남이기도 하지만 나 자신이기도 하다.

암은 말하고 있다. "나는 죽을 만큼 아프고 힘들어!"라고…….
암 환자들과 상담하면서 늘 하는 말이 있다. "내가 내 몸을 사랑하는 것보다, 몸은 나를 훨씬 더 사랑한다"라는 말이다.

내 몸은 나를 너무너무 사랑한다. 내가 몸을 인정하고 사랑하는 것에 비할 바가 아닐 정도로 몸은 나를 사랑한다. 그런 몸은 나에게 꾸준히 메시지를 준다. 사소한 증상으로 말한다. 속이 쓰리다든가, 가슴이 답답하든가, 등이 답답하든가, 숨쉬기가 어렵다든가, 잠이 안 온다든가, 배가 아프다든가, 불안하다든가, 피곤하다든가, 또는 막연한 고통스러움으로 몸은 언제나 나에게 메시지를 준다. 그런데 그런 신호들을 내가 꾸준히 무시하면, 몸은 나와의 극단적인 소통을 위해 '암' 세포를 허용한다. 암세포는 이렇게 사는 것보다는 죽는 게 낫다는 몸의 강력한 메시지이다. 사실 그 말은 역설적으로 더 이상 이렇게 살지 말기를 바라며, 정말 건강하게 다시 살고 싶다는 메시지이다.

'암'은 메시지다. 내 몸이 "나 죽을 만큼 고통스러워"라는 호소이다. "나 이렇게 살고 싶지 않아"라는 절규다. 그 메시지를 받아들이고 내가 나를 괴롭히는 것을 중단해야 한다. 또는 다른 사람이 나를 괴롭히는 것을 허용하고 허락하는 것을 중단해야 한다. 지금처럼 살지 말라는 신호를 읽고 조치를 취해야 한다.

그래서 암이 왔으면 내가 지금껏 살아왔던 방식을 돌이켜보고 '우선 멈춤' 해야 한다. 그러라고 온 것이다. 또한 암을 계기로 내 몸과 충분히 소통해야 한다. 내가 나 자신에게 무슨 잘못을 했는지 알아야 하고 그것을 찾아야 한다. 그리고 내 진정한 자아와 몸에게 충분히 사과해야 한다. "미안하다"라고 진심을 담아 말해야 한다. 어떻게 해야 내 몸과 마음이 진정으로 인정받고 사랑받는지를 내 삶에서 찾아야 한다. 그러면서 날마다 미안하다, 고맙다, 사랑한다 말하면 치유의 길로 가게 된다.

암이 위암으로 나타나는 분들은 어떤 사건이나 사람을 있는 그대로 받아들이기 힘들 때 오는 경우가 있다. 갑상샘에 나타나는 경우는 감정적으로 참아야 하지만 잘 참아지지 않고 표현하고 싶은데 표현을 제대로 못 할 때 오는 경우가 종종 있다. 유방암으로 나타나는 경우는 여성으로서 감정적으로 스스로를 억제하고 억누른 경우가 많다. 나조차도 내 감정을 인정해주지 않고 그냥 억압할 정도로 참을 때 암이 유방에 온다. 폐로 나타나는 경우는 화가 나지만 슬픔과 억울로 계속 인내하며 참는 경우에 온다. 간으로 나타나는 경우는 화를 잘 참지 못하고 예민하고 신경질적으로 벌컥벌컥 반응하다가 나타나는 경우가 많다. 자궁으로 나타나는 경우는 여성으로서 감정적으로 참는 것이 보다 경제적이거나, 현실적인 판단과 이유 때문에 오랫동안 참아왔던 경우, 또 여성으로서 자존심이 상처를 받을 때 온다.

암 환자 분들에게 이런 내용을 늘 얘기하면서, 본인이 뭘 잘못했는지 찾은 분에게는 이렇게 대화하라고 권한다.

"암세포야, 내가 몰랐던 사실을 알려줘서 고마워. 이제 다르게 살게. 그리고 진정으로 나 자신과 몸을 사랑하기 시작할 거야. 넌 네 역할을 충분히 했으니까 가도 된다. 잘 가. 고맙다, 알려줘서. 안녕, 잘 가렴!"

그리고 매일 힐링 일기를 쓰는 것을 권한다. 내 진정한 자아와 몸과의 소통을 미뤄두고 막아두었던 습관이 있었기에, 매일 소통하고 묻는 시간을 가지면서 그때의 감정 상태와 내면과 몸의 메시지를 기록해두는 것이 치유에 도움이 된다.

치유에는 '감정' 상태가 무척이나 중요하다. 기쁘고 감사하고 행복한 감정이 치유와 회복에 중요하기 때문에, 매일 매일의 감정을 조절하는 것은 치유의 핵심이다. 내 기분을 좋은 상태로 의도적으로 만들기가 치유의 한 방법이다. 그러려면 내가 뭘 좋아하고 내가 뭘 할 때 행복한지를 알아야 하고 그걸 날마다 행동으로 옮겨야 한다.

그래서 단순하게 매일 아침 스스로에게 물어보면 된다. "오늘은 뭘 하면 내가 행복하고 즐거울까? 오늘 맛있는 거 뭐 먹을까? 오늘도 숨 쉬고 살아있음을 누리는 게 참 감사하다." 이렇게 감사와 기쁨을 추구하며 아침을 시작하면 된다. 그리고 나에게 질문한 것에 답하고 행동으로 실천해주면 된다. 또한 다른 생각을 길게 하지 않고, 그냥 오늘 하루만 행복하게 살면 된다. 오늘 하루 웃으면 된다. 그렇게 매일 매일이 지나면 날마다 점점 더 좋아져서 치유가 이루어지게 된다.

암 환자는 참 고통스럽다. 암의 통증도 고통스럽고, 통증이 시작 안 된 환자도 암이라는 병 자체가 주는 공포 때문에 몸과 마음이 불안하고, 불편하고, 걱정되고, 힘이 든다. 계속 나쁜 생각이 들 수도 있고 이런저런 치료도 다 의심이 된다. 그렇게 되면 꼬리에 꼬리를 물고 통증이 심해지고 증상이 더 악화된다. 항암치료로 인한 고통도 심하다. 울렁거리고 토하고, 안 그래도 식사량이 줄었는데 더 못 먹게 된다. 이럴 때 진짜 중요한 게 본인의 정신력과 생에 대한 의지이다. 그리고 가족들의 지지와 사랑이다. 환자 본인이 생에 의지가 있고 가족들의 관심과 사랑, 지지가 있으면 그래도 투병이 수월하고 치유의 희망이 보인다. 그런데 살고자 하는 의지가 꺾인 환자는 참 어떻게 하기가 어렵다. 의지가 약한 환자는 결국 가족들도 쉽게 포기하게 된다. 암 치료에 있어서 가장 중요한 것은 암 환자 본인의 생에 대한 의지이다.

이렇게 암 환자를 보면서 깨닫게 된 것은 암은 화병의 열매라는 것이다. 암 환자 치료에도 화병 침을 쓴다. 막힌 흉부를 열어야 하고, 막힌 복부를 열어야 하고, 막힌 골반강을 열어야 한다. 암 환자를 보면 나 스스로를 더욱 돌아보게 된다. 그래서 암 예방을 위해 화병 치료 침을 더 자주 맞게 된다. 그리고 되도록 스트레스를 안 받는 방향으로 나와 환경을 조절하게 된다. 환자분들이 화병이 가볍게 생겼을 때나 증상이 조금씩 나타날 때 좀 더 적극적인 치료를 했다면 더 좋지 않았을까 라는 생각을 늘 하면서, 아직 병이 심하지 않은 환자분들에게 더욱 예방치료를 당부를 드린다.

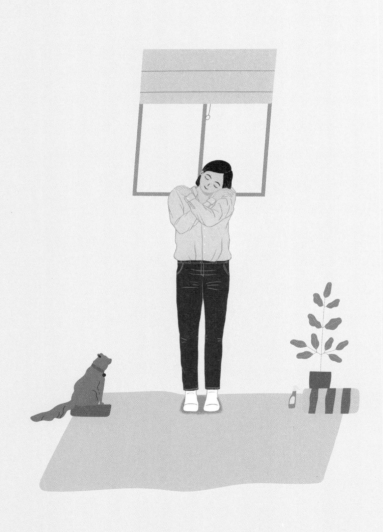

천인지를
알면
화가 보인다

✕
왜 천인지를
알아야 할까?

사람은 저마다 타고난 DNA에 영향을 받는다. 외모부터 장기, 심지어 기질, 성격, 성향도 DNA의 영향을 받는다. 사실 질병도 DNA와 밀접한 관련이 있다. 부모가 암에 걸렸으면 자식 또한 암에 걸릴 가능성이 크고, 부모가 고혈압이나 당뇨병을 앓았으면 자식 역시 같은 병을 앓게 될 확률이 상당히 높다.

화병 같은 마음의 병도 마찬가지다. 성격이나 기질을 상당 부분 부모에게 물려받기 때문에 부모가 화를 꾹꾹 참다 병을 만들었다면 비슷한 성격의 자식 또한 화병에 걸리기 쉬울 수 있다.

흔히 DNA 연구는 서양의학의 전유물로 여긴다. 하지만 동양에서는 이미 수천 년 전부터 DNA를 연구해왔다. 체질, 성격, 성향 심지어는 명운까지도 타고난다고 보고 다양한 방법으로 부모로부터 물려받은 DNA를 동양의 방식으로 연구해 온 것이다. 그 결과물이 바로 명리학, 체질의학, 천인지 학문이다.

체질의학은 몸의 질병에, 천인지는 마음의 병에 강하다

가장 오래된 동양 DNA 학문인 명리학은 타고난 운명을 보는 학문으로 천문학에 바탕을 두고 있다. 후천적인 노력으로 운명이 바뀔 수도 있지만 기본적인 운명의 기질과 그릇은 타고난다. 아기가 태어날 당시의 하늘의 별자리 12운성 중 어떤 별자리의 에너지가 강했는지에 따라 아기의 명命과 운運이 타고나는데, 이 또한 상당 부분 부모로부터 물려받는다. 크게 보면 운에 질병도 포함되어 있기는 하지만 아주 큰 그림을 그려줄 뿐이어서 실제로 질병을 치료할 때 명리학을 적용하지는 않는다. 병을 치료하고 건강을 지키는 데는 체질의학과 천인지가 더 유용하다.

체질의학은 이미 아는 분들이 많을 것이다. 체질의학은 크게 사람의 체질을 4가지로 구분한 '사상체질'과 8가지로 구분한 것인 '팔체질'로 구분할 수 있다. 사상체질과 팔체질 모두 장부의 특성을 기준으로 하지만 사상체질이 장부의 크고 작음을 기준으로 체질을 나누었다면, 팔체질은 5장(간, 심, 비, 폐, 신)과 5부(담, 소장, 위, 대장, 방광)의 강약을 기준으로 장부를 강한 것부터 약한 순으로 배열했다는 점이 다르다.

사실 장부의 크기는 정확히 알 수가 없다. 다만 장부마다 반응하는 음식군이 달라, 어떤 음식을 먹었을 때 편안하고 불편한지를 기준으로 어떤 장부가 크고 강한지를 유추해 체질을 판단한다. 눈에 보이는 장부와 신체 구조를 기준으로 타고난 체질을 구분했기 때문에 체질의학은 질병을 고치는 데 큰 도움이 된다.

하지만 화병, 우울증, 공황장애 등 눈에 보이지 않는 생각이나 감정으로 인해 발생하는 질병을 치유하려면 체질의학보다는 천인지를 알아야 한다. 물론 체질의학에서도 외모, 성격, 감정 등의 특징을 구분한다. 예로 태양인은 사회성이 좋고, 독창적이고 추진력이 강하고, 태음인은 신중하고 게으른 편이고, 소양인은 급하고 싫증을 잘 내고, 소음인은 온순하고 세심하다는 식이다.

문제는 체질의학으로 구분하는 성격적 특성이 잘 맞지 않는다는 데 있다. 사상체질은 장부의 크기를 기준으로 특성을 구분한 것이어서 신체의 구조적 특징과 차이는 비교적 정확하게 분석하지만 생각, 감정, 말과 같은 기능을 분석하는 데는 한계가 있다. 그래서 외형은 전형적인 태음인처럼 보이는데도, 성격은 소양인 혹은 소음인 등 다른 체질처럼 보이는 경우가 허다하다.

생각, 감정, 말은 성격 혹은 성향과 밀접한 관련이 있다. 타고난 성격, 성향, 기질 등의 본성은 천인지로 봐야 정확하다. 체질의학이 장부의 크기를 기준으로 구분하는 것이라면, 천인지는 경락을 기준으로 본성을 구분하는 학문이다.

경락은 우리 몸에 필요한 생명 에너지인 기혈氣血을 운반하는 통로이다. 이 경락을 타고 흐르는 기氣는 성격, 성향, 기질을 형성하는 데 상당한 영향을 미친다. 물론 경락은 오장육부와도 연결되어 있다. 따라서 오장육부에서 파생하는 육체적 질병을 치료하는 데도 경락을 많이 활용하지만 생각과 감정으로 인해 발생하는 마음의 병을 치료하는 데 더 효과적이다. 눈에 보이지 않는 생각과 감정은 경락을 타고 흐르는 기의 영향을 많이 받기 때문이다.

동양의 DNA 학문 중 타고난 성격과 기질을 구분하는 데 '천인지'만한 것이 없다는 것은 임상경험을 통해 확인했다. 2005년 천인지를 처음 접하고, 이후 천인지를 토대로 화병을 치료하기 시작했다. 환자가 천인지 중 어떤 유형인지 파악하고 그에 맞는 치료를 했는데, 효과가 아주 좋았다. 화를 풀어주는 기본적인 방법은 같더라도 각각의 천인지 특성을 고려해 침과 한약을 처방하고, 환자의 마음을 읽어주는 심리치료까지 병행하자 효과는 더 컸다. 수십 년 동안 화병으로 고생했던 환자들도 천인지 치료법으로 대부분 완치했다.

성격과 기질의 특성을 구분하는 방법은 많다. 서양에서는 DISC라는 진단법으로(98쪽 참조) 사람의 성향을 구분한다. 우리나라에서도 많이 이용하는 방법인데 큰 맥락은 천인지와 동일하다. 하지만 좀 더 깊게 들어가면 아무래도 우리 조상들이 만든 천인지를 기반으로 한 구분이 더 공감이 많이 간다.

우리 몸의 천인지는
경락으로 구분한다

천인지는 우주를 구성하는 원리이다. 천은 하늘 혹은 무한한 '우
주 공간'을 의미한다. 천에 대응하는 것이 지로 지는 '땅'이다. 그
리고 하늘과 땅 사이에 있는 사람이 인인데, 사람만이 아니라 '만
물'도 다 인에 속한다. 결국 우리 조상들은 우주가 천, 인, 지 3가
지의 요소에 의해 구성되고 움직인다고 본 것이다.

한의학에서는 사람을 소우주라 한다. 사람의 몸은 수많은 기
관과 조직들이 유기적으로 연결돼 조화를 이룬다. 그 모습이 우
주가 움직이는 신비와 비슷해 '소우주'라 불리는 것이다. 사람의
몸이 소우주라면 당연히 사람의 몸도 우주처럼 천인지로 구성되
어 있어야 한다.

우리 몸을 천인지로 구분하는 기준은 '경락'이다. 경락은 간단
히 말하면 생명 에너지가 다니는 길, 통로라고 할 수 있다. 경락
과 혈관을 동일한 것으로 착각하는 분들이 있지만 둘은 다르다.
경락 역시 혈관처럼 우리 몸 구석구석을 촘촘하게 연결해주지만
눈에 보이지 않는다. 혈관은 눈으로 볼 수 있지만 경락은 눈으로
는 확인할 수 없는 길이다.

경락의 의미는 단순하지 않다. 사람들이 이해하기 쉽게 길이나 통로와 같은 선의 개념으로 표현했지만 사실 경락은 우리 몸을 꽉 채우고 있는 물줄기와도 같다. 우리가 흔히 말하는 12경락은 큰 통로만 그려놓은 것이고, 그보다 작은 경락들이 빼곡하게 머리부터 발끝까지 연결되어 있다고 보면 된다.

물이 든 유리병이 있다고 가정해보자. 물병을 한 방향으로 아주 빨리 반복적으로 돌리면 중심에 회오리가 치면서 선이 생긴다. 그 중심선이 계속 확대되면서 물줄기가 생긴다. 유리병이 우리 몸이라면 물줄기의 중심선이 바로 '경락 선'이다. 생명 에너지가 다니는 경락 중에서도 핵심 중심선이 '경락 선'인 셈이다. 흔히 우리 몸에는 12개의 경락이 있다고 하는데, 정확하게 말하면 12개의 경락이 아니라 핵심 물줄기인 '경락 선'이라고 표현하는 것이 맞다. 그리고 우리 몸은 생명 에너지, 즉 '생기生氣'로 꽉 차 있다. 표시되는 경락선은 다만 그 에너지의 흐름에 나타난 가장 강력한 에너지 반응이 되는 중심선을 의미한다.

경락은 크게 보면 하나지만 우리 몸의 어디를 주관하느냐에 따라 천, 인, 지로 구분할 수 있다. 얼굴을 비롯한 앞쪽을 주관하는 경락은 '지地'에 속한다. 엎드려 누웠을 때 땅과 맞닿는 경락들이다. 엎드려 누웠을 때 하늘을 향하는 뒤쪽은 '천天', 앞도 뒤도 아닌 옆 측면에 위치한 경락은 '인人'에 해당한다.

12경락은 모두에게 있지만 사람에 따라 좀 더 발달한 경락이 있는가 하면 상대적으로 약한 경락이 있기 마련이다. 천인지 세 종류의 경락 중 천에 해당하는 경락들이 강하면 그 사람의 본성은 '천'이 된다. 마찬가지로 인경락이 발달하면 '인', 지경락들이 우세를 보이면 '지'로 본성을 구분할 수 있다.

12경락은 저마다 주관하는 신체 부위가 달라 어떤 경락이 발달했는지에 따라 체질과 성격, 기질이 차이가 난다. 가장 정확하게 천인지를 구분하는 방법은 천경락, 인경락, 지경락의 길이를 다 재서 전체 경락 길이 중 각각의 천인지 경락이 차지하는 비중을 알아보는 것이다. 가장 많은 비중을 차지하는 경락이 본성을 결정하는 경락이 된다. 예를 들어 천경락이 가장 발달해있으면 본성은 '천'이 되는 식이다. 하지만 실제로 경락의 길이를 재기는 어렵다. 다행히 12경락은 몇 개 경락을 빼면 대부분 얼굴까지 연결되어 있기 때문에 얼굴만 봐도 70~80% 정도는 천인지 구분이 가능하다. 하지만 앞서 말했듯 사람에게는 천인지가 모두 있기 때문에 얼굴 특성만으로는 구분이 어려울 수도 있다. 이런 경우에는 말과 습성, 평소의 행동을 보면 분명해진다. 천인지 진단은 얼굴이 기본이지만 말, 행동을 파악해 확인해야 정확하다.

천인지는 오래전부터 존재한 우리나라 학문이지만 많이 알려지지 않아 어렵게 느껴질 수도 있다. 천인지가 무엇인지, 어떻게 경락을 기준으로 구분하는지 더 깊이 있게 알고 싶다면 책 맨 뒤 〈책 속 부록_천인지 좀 더 알아보기〉를 참조하기 바란다.

서양식 천인지, DISC

천인지는 성격, 성향, 기질의 차이를 잘 보여주는 구분법이다. 서양에서도 천인지처럼 성격과 성향을 구분하는 기준이 있는데, 바로 DISC이다. DISC 는 1928년 미국 컬럼비아대학 심리 교수인 윌리엄 몰턴 마스턴 박사의 연구 결과를 토대로 미국 교육기관인 칼슨 러닝사와 존 가이어 박사팀이 공동 으로 만든 성격행동유형검사이다.

DISC는 주로 조직 내에서 구성원들의 성격을 파악해 그에 맞는 업무 를 주어 조직의 효율성을 극대화하려는 방법으로 많이 사용한다. 우리 나라에서도 1990년대 초반에 도입돼 지금까지 다양한 분야에서 광범위 하게 사용되고 있다.

처음 DISC를 접하고 성격행동유형을 구분하는 기준이 천인지와 너 무 비슷해 깜짝 놀랐다. 천인지는 사람을 천, 인, 지 3가지로 구분하는데, DISC는 인을 두 가지로 세분화해 총 4가지 유형으로 구분한다는 것만 달 랐다.

DISC 중 D Dominance는 '주도형'이다. 의지가 강해 목표를 달성할 때까 지 다양한 장애를 스스로 극복하며 결과물을 만들어내고, 도전을 좋아하 고 리더십이 강한 것이 천인지 중 '지'의 속성과 비슷하다.

I Influence는 '사교형'으로 다른 사람을 설득하는 소통 능력이 뛰어나

고, 말솜씨가 좋고 재치가 넘친다. 감정 표현이 풍부하고 인정과 칭찬에 민감한 유형인데, 천인지 중에서는 감성형 인과 닮았다.

S Steadiness는 '안정형'으로 부드럽고 온화해 편안한 인상을 준다. 말하기보다 듣거나 질문하는 경향이 있고 인내심이 있고, 목소리가 작고 강약의 변화가 적다. 천인지 중 천의 모습에 가깝다.

마지막으로 C Conscientiousness는 '신중형'이다. 신중형은 분석적이어서 정확한 자료와 정보를 토대로 체계적이고 꼼꼼하게 일하는 것을 좋아한다. 조심스럽고 조용하며 세부사항에 많이 신경 쓰는 유형으로 천인지 중 '이성형 인'과 비슷하다.

천인지는 경락을 기준으로 성격을 구분하고, DISC는 60여 가지의 설문을 토대로 성격을 분석한 것인데도 놀라울 정도로 결과가 비슷하다. 그럼에도 DISC는 이미 오래전부터 사람들의 서로 다른 특성을 이해하는 데 많이 활용된 반면, 천인지는 더 오래전부터 존재했던 원리임에도 이제 막 알려지기 시작했다는 점이 조금은 아쉽다.

방탄소년단의 얼굴, 말, 행동으로 보는 천인지

천인지의 기준이 되는 경락은 대부분 얼굴까지 연결되어 있기 때문에 얼굴을 보면 그 사람이 천인지 중 어디에 해당하는지 알 수 있다. 예를 들어 인에 해당하는 경락 중 족소양담경과 족궐음간경은 눈초리부터 시작해 귀를 한 바퀴 돌아 발가락까지 이어져 측면 전체를 확실하게 주관한다. 따라서 인경락이 발달한 사람들은 얼굴형이 대부분 계란처럼 갸름하다. 측면 에너지가 강하면 양 측면이 눌려 얼굴이 갸름해지는 것이다.

지경락은 복부와 앞 얼굴을 지배하는 경락이다. 얼굴형을 완전히 장악하는 경락이어서 지에 해당하는 사람들은 얼굴이 크고 사각턱이 많고 코와 입이 뚜렷한 편이다.

천경락은 족태양방광경이 얼굴의 특징을 형상화하는 경락이다. 족태양방광경은 눈의 뿌리에서 시작하는 경락인데, 이 경락 에너지가 강하면 눈이 크다.

이처럼 얼굴만 봐도 천인지를 어느 정도 구분할 수 있지만 쉽지만은 않다. 어느 한 가지 경락이 눈에 띄게 발달하지 않고, 다른 경락들보다 약간의 차이만 있거나 성형수술로 본래의 얼굴이 달라졌을 때 주로 그렇다. 그럴 때는 말과 행동을 보면 분명해진다. 천인지 각각의 특징적인 말과 행동이 있기 때문에 말과 행동 패턴을 살펴보면 본성이 무엇인지 알 수 있다.

천인지를 잘 구별할 수 있으려면 사람들을 볼 때마다 천인지의 특성을 찾아보는 것이 좋은데 생각처럼 쉽지만은 않다. 나는 연예인들을 보면서 천인지를 구분하는 연습을 많이 했는데 방탄소년단은 천인지가 골고루 섞여 있다. 이들 멤버들의 특징을 살펴보면 천인지를 좀 더 쉽게 이해할 수 있을 것이다.

눈이 크고 4차원인 뷔, 천의 대표주자

천의 가장 큰 특징은 '큰 눈'이다. 방탄소년단에서 눈이 큰 멤버는 '뷔'와 '정국'이다. 나머지는 크지도 작지도 않은 보통 크기의 눈을 가지고 있다.

천은 눈이 크고 눈꼬리가 처져 있어 인상이 선해 보이는 경우가 많다. 눈, 코, 입이 발달한 지 중에도 눈이 큰 사람이 많은데 지는 눈빛이 매섭고 천은 눈빛이 순둥순둥 착해 보인다. '법 없이도 산다'는 말을 들을 정도로 착한 사람들은 대부분 천이라고 보면 된다.

'뷔'와 '정국'은 눈만 봐서는 둘 다 천처럼 보인다. 하지만 '뷔'만 천이다. 착해 보이지만 날카로운 눈빛을 가진 정국은 '지'에 해당한다. 연예인 중에는 뷔 외에도 박보검, 김래원, 김국진, 심형탁 등이 천에 속하는데 모두 전형적인 천의 눈을 가졌다.

사실 '뷔'는 천경락이 발달한 천이면서 지의 특징도 갖고 있는 '천 · 지'이다. 아마 뷔가 오직 천의 특징만 강했다면 지금처럼 매력적이지 않았을 수도 있다. 순수하고 맑은 천의 특성을 갖고 있으면서도 꾸준히 노력하고 몰입하는 지의 특성이 있었기에 수많은 팬이 뷔에게 열광하게 되었을 것이다.

천과 지를 모두 갖고 있어 뷔가 둘 중 어떤 것이 더 타고난 본성인지 헷갈렸는데, 뷔의 말과 행동을 보면서 영락없는 천임을 알았다. 뷔는 순수함이 가득한 천이다. 천은 가장 창의적이고 순수한 하늘의 에너지이다. 그래서 가끔은 이 세상 언어가 아닌 자신만의 언어를 구사하다가 말을 이상하게 표현하기도 하고 가끔은 대박을 쳐서 놀라운 신조어를 만들어내기도 한다. '보라해'는 뷔가 만든 신조어이다. '보라해'는 팬미팅에서 뷔가 한 말로 '방탄과 아미가 서로 믿고 사랑하자'는 의미다. 뷔가 좋아하는 보라색에 의미를 부여해 자신만의 언어를 만든 것이다. 참으로 기발하고 엉뚱한 발상이다. '보라해' 말고도 방송에서 뷔가 하는 말은 대체로 4차원스럽다. 논리나 어법에 맞지 않지만 기발한 언어로 표현하는 것은 천의 전형적인 특징 중 하나다.

춤을 출 때도 뷔에게서 천의 특징이 보인다. '방탄소년단'을 '흥탄소년단'이라고도 하고 그 제목의 노래도 있는데 특별히 뷔에게는 신내림 같은 흥이 있다. 무대에서 자기만의 흥을 독자적으로 표현하기도 해서 대체로 사회적 기준을 지키는 '인'의 입장에서는 동일한 안무와 약속한 기준을 뷔가 지키지 않아 당황할 수있다. 뷔는 약속된 안무도 안무지만, 그때 그 공간의 자신의 느낌과 신명이 중요한 천이라서 기준에 매이는 걸 싫어하기도 하고매이지 못하기도 한다. 무대에서 필을 받으면 그 공간에 흠뻑 빠지기도 하고 무대를 마치고도 계속 머물러 있는 편이다.

또한 천은 틀에 얽매이지 않는 자유로운 영혼들이다. 천은 '하늘', 즉 '우주'로 크고 넓은 무한의 공간이다. 그만큼 천은 상상의 영역이다. 그래서 천이 발달한 사람은 상상력과 창의력이 뛰어나고 명상하는 것을 좋아한다. 천 중에 4차원 소리를 듣는 사람이많은 것도 이 때문이다.

뷔를 천사라고 표현하거나 다른 세상 사람이라고 표현하기도하는데, 이는 뷔의 아름다운 외모가 사실 한몫 하기도 하지만 천이 가진 순수성과 창조성이 더 특별하게 보이게 만든다. 뷔의 목소리에서 느껴지는 따뜻함과 순수함이 더 그를 특별하게 만든다.

방탄소년단 영상을 보면 다른 멤버들이 뷔를 챙기는 모습을 많이 볼 수 있다. 주변의 시선에 아랑곳하지 않고 자기만의 세계에 빠지는 것이 천이다. 길을 가다가도 마음에 드는 무언가를 보면 가던 길을 잊고 멈춰 선다. 그러니 자꾸 샛길로 빠지는 뷔를 다른 멤버들이 챙길 수밖에 없다.

천은 가장 공격성이 없는 존재이고, 자신이 다른 사람을 아프게 했다는 것을 알게 되면, 그 사실로 인해 자신이 더 아프고 힘들어한다. 남을 때리지 못하는 이유도 때리면 아픈 걸 아니까 잘 때리지 못하고 싫다는 표현도 잘 못 한다. 막연하게 참다 참다 터지는 유형이다.

무대 위에서의 뷔는 물 만난 고기처럼 활발하다. 하지만 일상에서는 세상 그렇게 느긋할 수가 없다. 이 또한 천의 모습이다. 하늘처럼 마음이 넓고 느긋한 만큼 행동도 느릿느릿한 편이다. 아이처럼 순수하고 마음이 따뜻해 사람들로부터 사랑을 많이 받지만 너무 느려 답답함을 불러일으키기도 한다. 하지만 정작 본인은 낙천적이고 긍정적이어서 사람들의 시선에 아랑곳하지 않고 자기만의 세계에서 잘 지낸다.

무엇보다 천은 형이상학적인 가치를 추구한다. 현실적인 가치보다는 대의명분을 중시하기 때문에 현실주의자들이 보면 뜬구름 잡는 사람처럼 보일 수도 있다. 실속을 차리지 못하고 착해 사람들로부터 이용당하기도 쉽다.

얼굴에서 천을 알아차릴 수 있는 곳은 눈밖에 없다. 만약 얼굴로 판단하기가 어렵다면 인이나 지의 특징이 있는지를 보면 된다. 인이라 보기도 어렵고, 지라 보기도 어렵다면 천이라 봐도 무방하다.

상남자 정국에게서
'지'의 향기가 난다

막내 정국이도 뷔만큼이나 눈이 크다. 그래서 처음에는 정국도 천인지, 지인지 헷갈렸다. 정국 외에 연예인 중에 송강호, 강호동, 김혜수, 전현무, 박나래, 한혜진(모델), 이순재, 강호동, 서장훈 그리고 봉준호 감독 등이 지인데 이들을 보면 얼굴에 나타나는 지의 특징을 쉽게 알 수 있다. 대부분 얼굴이 크고, 사각턱이거나 코나 입이 발달했다.

지는 천에 비해 상대적으로 눈은 크지 않으며 눈이 작고 눈꼬리가 올라간 경우가 많다. 옛날 장군들의 초상화를 보면 눈이 가늘고 꼬리가 위로 올라갔는데, 그런 눈이 지에게서 많이 보인다. 그런데 정국은 눈이 뷔만큼 크고 눈꼬리가 올라가지도 않아 '지'라고 확신하는 데 시간이 조금 걸렸다.

천인지 중 지가 가장 얼굴에 나타나는 특징이 뚜렷한 이유는 지경락을 보면 알 수 있다. 지경락을 대표하는 족양명위경은 눈 밑에서 시작해 코, 입, 얼굴 윤곽 등을 거쳐 복부를 지나 둘째발 가락까지 간다. 얼굴형을 완전히 장악하는 경락으로 이 경락이 발달하면 얼굴이 크고 사각턱이 형성될 가능성이 크다. 또 다른 지경락인 수양명대장경은 집게손가락에서 시작해 입을 거쳐 코 까지 가며 특히 코와 입을 발달시킨다. 다른 어떤 경락보다도 지 경락은 강력하게 얼굴을 주관하기 때문에 지는 대부분 코, 입이 발달하고 사각턱인 경우가 많다.

정국이 '지'임을 확신하게 된 결정적 단서는 잘 발달한 근육과 행동이었다. 정국은 막내지만 방탄소년단 멤버 중 가장 상남자 다. 말도 많지 않다. 보통 그룹에서 막내는 '귀염'과 '애교'를 담당 하기 마련인데, 정국은 막내이면서도 할 말만 하고, 형들에게도 주눅 들지 않는다. 뚝심이 있고, 선이 굵고, 남자다우면서 힘이 좋다. 이는 지의 특징으로 여성들도 지들은 당차고 씩씩한 분들 이 많다.

정국이는 상남자답게 근육맨이기도 하다. 똑같이 운동을 해도 어떤 사람은 금방 멋진 근육이 생기고, 어떤 사람은 시간을 두고 천천히 생긴다. 이 또한 천인지의 차이다. 근육이 잘 생기는 유형 은 '지'이다. 그래서 정국이는 형들로부터 부러움을 받는다.

가장 어리지만 정국이는 황금막내라는 표현답게 보컬과 안무 모두 완벽하게 해낸다. 본인의 기준이 높고, 말없이 행동으로 보여준다. 본인이 꽂히면 끝까지 하고 잘 변하지 않는다. 이 또한 지의 전형적인 특징이다. 옷도 단순한 편이고, 여행 캐리어에 싸 왔던 옷들이 대부분 검은색으로 통일되어 있어서 다양성을 좋아 하는 인들이 놀라워하기도 하고 놀리기도 했다.

정국은 자신이 좋아하고 애착가는 것에 있어서는 주변 사람의 시선을 거의 신경 안 쓰는 편이다. 그래서 좋아하는 배기바지나 낡은 카메라 가방을 버리지 않고 계속 썼었다. 보다 못한 지민이 가 생일선물로 세련된 가방을 선물하면서 낡은 카메라 가방을 꼭 버리라고 약속을 받았지만, 아마 정국이는 그 카메라 가방을 그 이후로도 한동안 간직했을 가능성이 높다.

이런 모습이 지의 일기성, 한방향성과 통한다. 꽂히면 쭉 간 다. 하나에 꽂히면 뚝심으로 밀고 나가서 결국 뭔가를 이루어낸 다. 지가 몰입력과 실행력이 뛰어나고 한 번 목표가 생기면 목표 를 달성할 때까지 불도저처럼 밀어붙이는 것도 다 같은 맥락이 다. 이런 성격이 잘못 꽂히면 낭패를 보기도 하지만 정국이는 자 신이 어릴 적부터 잘하고 좋아하는 일을 제대로 시작해서 잘 해 내고 있기에 앞으로 더욱더 기대가 된다.

지는 또다시 면面 위주 지와 코와 입 위주 지로 나눌 수 있다. 코와 입 위주 지는 코와 입이 발달한 지로 모델 한혜진이 이에 해 당한다. 면 위주 지는 얼굴 전체가 발달해 얼굴이 크고 사각턱이며 안면의 면 부위가 많은 지를 말한다. 강호동과 전현무 등이 면 위주 지에 속한다.

지는 아주 현실적이다. 결과물이 있어야 만족하며 자신뿐만 아니라 다른 사람에게도 결과를 요구하기 때문에 당장의 결과보다 이상을 추구하는 사람들과는 잘 맞지 않을 수 있다.

동물적 육감이 뛰어나고 본능에 충실한 것도 지의 특성으로 이는 집중하는 에너지와 연결되어 있다. 천의 눈빛이 따뜻하고 선하다면 지는 눈빛이 마치 맹수가 먹잇감을 보는 것처럼 날카롭고 매섭다. 성격은 급하고 빠릿빠릿하다. 자기 뜻대로 되지 않으면 화가 잘 올라오지만 뒤끝은 없는 편이다.

진, 지민, RM남준, 제이홉, 슈가!
모두 '인'

진, 지민, RM남준, 제이홉, 슈가는 모두 인이다. 5명의 얼굴을 보면서 공통점을 찾아보자. 모두 얼굴이 계란형으로 갸름하고 눈, 코, 입은 크지도 작지도 않다. 쌍꺼풀도 없다. 모두 그런 것은 아니지만 인들은 쌍꺼풀이 없는 경우가 많다. 눈보다는 측면에 있는 귀가 발달한 경우이고, 쌍꺼풀이 있어도 얇게 있는 편이다.

사실 얼굴에서 인의 특징을 잘 보여주는 사람은 '김연아'와 '아이유'이다. 얼굴이 갸름하고, 눈이 아주 크지도 작지도 않으면서 쌍꺼풀이 없고, 코와 입의 크기도 적당한 김연아와 아이유의 얼굴은 인의 전형적인 얼굴이라 해도 과언이 아니다.

7명의 멤버 중 5명이 인이면 너무 인이 많지 않나 생각할 수 있다. 세상이든 사람이든 천인지가 적절히 조화를 이루었을 때 가장 평온하다. 하지만 이 조화가 천인지의 동일한 비율을 의미하지는 않는다. 천인지의 성격상 천과 지를 아우를 수 있는 유형은 '인'이다. 천은 자기 세계에 빠져 있고, 지는 자기 고집이 강하기 때문에 소통을 잘하는 인이 천과 지를 다독이고 연결해야 평화가 유지된다.

인이 소통을 잘하는 이유는 인경락이 귀와 밀접한 관련이 있기 때문이다. 귀는 외부와 소통할 수 있는 창구이면서 반응하는 곳이다. 즉 말이나 소리 등 외부로부터 들어오는 정보를 듣고 판단하기도 하고, 감정적으로 반응하기도 한다. 그래서 인들은 다른 사람의 감정에 잘 공감하고, 이성적인 판단을 잘한다.

똑같은 인이라도 어떤 인은 이성적 판단이 더 발달하고, 어떤 인은 감정적 반응이 더 발달했다. 따라서 이성이 더 발달한 인을 '이성형 인', 감성이 더 발달한 인을 '감성형 인'으로 구분하기도 한다.

방탄소년단 중 멤버 5명이 모두 인이지만 각각 저마다의 개성이 뚜렷하다. 이성형 인이냐, 감성형 인이냐에 따라서도 개성이 달라지지만 같은 인이라도 다른 본성인 천과 지를 얼마나 갖고 있느냐에 따라 성격, 성향, 기질이 다르게 나타나기 때문이다.

이성형 인은 사리를 잘 분별하고 합리적이다. 귀 자체가 들어오는 외부 정보 중 나에게 도움이 되는 것을 구분하고 판단하는 역할을 하기 때문이다. 감성형 인은 감성이 풍부하고 감정에 예민하다. 연예인 중 상당수가 인인 것은 우연이 아니다. 한 마디로 감성형 인은 '끼'가 많다. 또한 감성형 인은 감정에 예민한 만큼 다른 사람의 감정도 잘 읽어주고 공감도 잘한다. 게다가 기본적으로 사람을 좋아하고 잘 챙겨 인기가 많은 편이다.

호기심이 많고 재미있는 것을 좋아하는 것도 인의 전형적인 특징이다. 호기심이 많은 만큼 싫증도 잘 낸다. 무엇이든 재미를 느껴 시작했어도 얼마 가지 않아 지루해한다. 그렇다고 줏대가 없는 것은 아니며 인은 자신만의 기준을 두고 비교·판단하고, 중심을 지키는 성향을 가지고 있다.

이성과 감성을 모두 갖춘
인 중의 인, RM남준

인 중에서 가장 인스러운 멤버는 RM남준이다. 감성과 이성이 어느 한쪽으로 치우치지 않고 균형을 이루고 있어 감성과 이성을 다 잘 쓴다. 이런 특징 때문에 방시혁도 남준을 리더로 세웠을 것이다. 남준은 수많은 사람이 그를 '언어의 마술사'라 칭하며 '남준

어록'을 만들어야 한다고 말했을 정도로 말을 아주 잘한다. 영어에도 능통하다. 방탄소년단이 세계 무대에서 빛날 수 있었던 데는 남준의 탁월한 영어 실력이 한몫을 했다고 생각한다.

유엔에서 남준이 했던 연설은 전 세계 사람들에게 깊은 감동을 주었다. 서울 외곽에서 자라난 아이로서 자신의 있는 모습 그대로를 인정하고 드러내고, 또한 자신이 추구하는 바를 솔직하게 보여주는 진솔한 모습은 정말 멋졌다.

인은 기본적으로 감정, 감수성, 리듬감, 언어, 중심 잡는 능력, 눈치 등이 잘 발달하는 편인데, 성장과정에서 어떤 자극을 받았느냐에 따라서 그 능력이 다르게 나타난다. 그런데 남준은 어릴 적부터 독서를 많이 해서인지 언어능력이 아주 잘 발달했다. 그래서 남준은 뷔의 황당한 언어표현에 가장 크게 반응한다. 동시에 뷔의 창의성을 크게 알아보는 사람도 남준이었다. 남준이는 뷔를 천재로 표현했다.

남준은 말로 분위기를 정리한다. 분위기가 우울해질 거 같으면 말로 띄우고, 서로 약간 다툼이 날 거 같으면 안 좋은 평가를 받은 멤버를 칭찬하고 장점을 얘기해서 다시 분위기를 좋게 만든다. 남준이는 진짜 말로 리더 역할을 다 한다.

방탄소년단의 음악들이 전 세계적인 사랑을 받을 수밖에 없는 것은 그들의 노래 안에 변치 않는 가치를 담아두었기 때문이다. 그리고 그들이 진심 어린 마음과 생각을 고스란히 음악에 담아 표현했기에 사람들의 심장을 두드릴 수 있었다. 그 역할에 가장 일등공신을 꼽으라면 바로 리더 남준이다. 아미들이 칼 융과 페르소나 관련 심리학책들을 읽고 노래 매직샵의 주인공 《닥터 도티의 삶을 바꾸는 마술가게》 같은 힐링 책들을 읽게 만든 건 아마도 남준이 방탄소년단의 리더이기 때문이 아닐까 싶다.

남준처럼 이성과 감성이 잘 조화를 이룬 인은 많지 않다. 그래서인지 남준은 어릴 때부터 남다른 면이 있었다고 한다. 한 인터뷰에서 방시혁은 남준을 꼭 데뷔시켜야 한다는 마음으로 방탄소년단을 만들었다고 했다. 그만큼 남준은 똑똑하고 끼가 넘치고 재능이 많으며 연예인이 아닌 다른 일을 했어도 잘했을 것이다.

아주 착한 인,
진

진은 천이 섞여 있는 인으로 감성이 발달해 있다. 지민도 천이 많지만 진이 좀 더 천 쪽에 가까워 심성이 여리고 감성도 풍부하다. 처음에는 진을 천과 인 중에서 구분하기가 쉽지 않았다. 그러다 진이 인임을 확신하게 된 계기가 있다.

한 인터뷰에서 방탄소년단에게 '방시혁 사장이 연습생으로 오면 어떻게 할 것이냐?'는 질문에 진은 끝까지 방시혁 사장을 보호했다. 장난으로라도 자신들이 호되게 훈련받은 만큼 방 사장에게도 호된 훈련을 시키겠다고 이야기를 할 법도 한데 끝까지 방시혁을 배려하는 것을 보면서 인이라는 결론을 내렸다. 천이라면 느낀 대로 생각하는 대로 이야기했을 것이다. 인은 다른 사람의 감정을 상하게 하는 걸 무척 싫어하고 그래서 많이 배려한다. 진은 인 중에서도 더 착한 인이라 할 수 있다.

진은 진짜 착하다. 감정적인 배려를 잘하며 상대에게 피해 주는 것을 엄청나게 싫어하고 부담스러워한다. 상대방에게 심하거나 모진 말도 잘 못 한다. 동생들도 배려해서 동생들이 형이라고 어려워할까 봐 더 망가지는 모습이나 태도도 보이기도 하고 요리를 해서 챙기기도 한다.

진은 착하고 배려 많은 일등남편감 스타일이다. 진이의 솔로 곡 〈엄마〉를 들어보면 그의 목소리가 얼마나 따뜻한지 알 수 있다. 미국 토크쇼 프로에서 어색해진 분위기를 풀려고 먼저 일어나서 'worldwide handsome'이라면서 자기를 소개하는데 정작 진의 귀가 빨개져 있었다. 나름 용기를 내서 전체적인 분위기를 편안하게 만들려고 노력하는 진의 따뜻한 마음에서 나온 모습이다.

팀의 맏형으로서 그는, 타고난 춤꾼이자 노래꾼인 동생들에게 맞춰주려고 안무를 남들보다 더 열심히 연습한다. 최선을 다하면서도 언제나 동생들을 돋보이게 하려고 노력한다. 진은 아재개그도 하는데, 그 또한 노력이자 따뜻함이다. 그런 따뜻함이 있어 그의 보컬이 그렇게 아름답고 따뜻하게 들리는 것 같다.

감성으로 유혹하는 인,
지민

지민은 진과 같은 감성형 인이다. 다정하고 따뜻하고 순하며 애교가 많다. '모찌 섹시'라는 별명을 가지고 있는데 귀여움과 성숙한 섹시함을 동시에 가지고 있다는 의미이다.

대부분의 인은 섬세하다. 지민이도 그 특유의 섬세함으로 다른 사람들에게 뭐가 필요하고 뭐가 아쉬운지 그리고 특히 바로 지금 자기가 옆에 있어 줘야 할 사람이 누구인지를 가장 빨리 캐치하는 스타일이다. 그래서 데뷔 초창기에 뷔의 옆에서 많은 힘이 되어 주었고, 정국이도 막내라고 꾸준히 예뻐하고 챙겨주고 했다. 형들에게는 순하고 착한 동생이자 동기에게는 다정하고 따뜻한 친구, 동생에게는 다정하고 배려 잘하는 형이 바로 지민이다.

데뷔 초창기에는 지민의 눈빛에 수줍음이 많이 나타났었지만 점점 인정받으면서 자신감으로 바뀌었다. 인은 언제나 다른 사람과 자신을 비교하고, 심지어는 자기 자신과도 비교하는데 그것은 인 나름대로 중심을 찾아가는 과정으로 내 위치가 어디인지를 찾는 기능에서 나오는 것이다. 처음에는 수줍고 자신이 없었다가, 정말 재능이 있는 사람이 끊임없이 노력하니 그 탁월함이 점점 드러나게 되었다. 각고의 노력으로 살도 많이 빼고, 춤 연습도 가장 많이 해 지금의 지민이 되었다.

천은 지구력, 인은 탄성과 유연성, 지는 근력이 더 잘 발달한다. 지민도 인의 특성에 따라 유연성이 뛰어나다. 귀가 잘 발달해서 소리와 말에 민감하고 사람들의 감정을 언어와 목소리에 실린 감정으로 잘 파악한다. 그래서 지민은 정말 탁월한 리듬감과 유연성과 감정과 에너지를 밀고 당기는 표현력으로 보여준다.

그의 춤사위는 진정 남다르다. 2016 MAMA 스페셜 무대에서 눈을 밴드로 가리고 몸의 중심을 흐트러트리지 않고 완벽한 무대를 보여준 지민은 진짜 춤신이라고 이름을 붙여도 되지 않을까 싶다. 거기서 제이홉과 지민의 춤은 인지와 인천의 춤선의 차이를 보여준다. 보다 파워가 느껴지는 제이홉의 춤과 부드러움이 느껴지는 지민의 춤의 대비가 지와 천, 음양의 조화를 이루며 정말 이 세상에 있기 어려운 무대를 선사해주었다.

지민은 패션 센스도 뛰어나서 나는 그가 나중에 패션예술계에도 영향력을 발휘하게 되기를 기대해본다. 그의 뿌리가 되는 감성과 예술성은 동일하지만 사실 인은 다양성을 추구하기 때문에 한 가지 일보다는 이런저런 다양한 것을 시도해보는 것도 좋을 것 같다.

춤, 노래, 작곡 다 되는 이성적 인,
제이홉

제이홉은 방탄소년단의 안무팀장으로 그냥 춤은 제이홉이다. 그걸로 끝이다. 멤버 모두가 인정하는 춤의 장인으로 처음 방탄소년단이 꾸려질 때도 제이홉은 광주 최고의 춤꾼이었고, 연습생 시절에도 춤으로 넘사벽이었다.

2018년 멜론 뮤직 어워드 'IDOL' Special stage에서 한국의 전통 북춤, 부채춤, 탈춤, 사물놀이와 함께 방탄소년단은 국보급 무대를 만들었는데 그 첫 무대를 장식한 것이 바로 제이홉이다. 춤만 잘 추는 것이 아니라 방탄소년단에 들어와서 랩도 하고, 작사와 작곡까지 하고 싱글앨범을 낼 정도로 성장했다.

제이홉이 작사 작곡한 자신의 엄마에 대한 노래 〈MAMA〉를 들어보면, 여기까지 오게 된 길에 엄마의 힘이 컸던 것 같다. 제이홉의 엄마는 아들을 뒷바라지하려고 고생을 많이 했고, 제이홉은 엄마의 희생에 보답하고자 더 열심히 최선을 다했다. 자기가 좋아하고 잘하고 사랑하는 일로 성공해서 엄마를 기쁘게 해드리고 싶었다는 그의 마음이 〈MAMA〉에 고스란히 담겨있다.

제이홉은 인이다. 원래 인은 감수성이 풍부하고 사람의 관계가 굉장히 중요한 유형이다. 인들은 천이나 지보다 자신의 감정을 더 잘 표현하는 편이다. 보통은 말로 표현하는데, 내가 보기에 제이홉은 인치고는 말을 아끼는 편에 속한다. 제이홉은 본인의 감정, 감수성, 여러 가지 마음의 힘겨운 감정을 모두 몸에 담아 몸으로 표현하는 식으로 발달한 것으로 보인다.

인은 하나만 하는 걸 힘들어하기도 한다. 왜냐면 호기심이 많은 것이 인의 특징이고, 천과 지처럼 에너지가 한 방향이기보다는 양방향 다양성을 추구하기 때문이다. 그래서 인들은 다재다능하다는 표현이나 팔방미인이라는 표현을 듣는 편이다. 제이홉도 처음엔 춤에 꽂혀서 춤에 매진했지만, 어느 정도 춤이 마스터가 되고 나서, 다른 분야에 관심이 가게 되고 노래와 작곡 작사 능력을 키우는 쪽으로 발전하게 된 것으로 보인다. 팔방미남 제이홉의 미래가 더욱 기대된다.

작사, 작곡 잘하는
인, 슈가

슈가는 현실적이고 이성적인 인지 유형에 속한다. 멤버들 중 가장 현실적인 캐릭터이다. 슈가는 가끔 시니컬하다. 그 차가운 현실감각으로 감각적이지만 이성적인 팩트 폭행 같은 랩을 마구 쏟아낸다. 그는 참 솔직하다. 랩에서도 그렇고 멤버들과의 관계에서도 그런 모습이 드러난다. 모습은 여린 어린왕자처럼 귀엽지만 정국 다음으로 지가 많은 유형이라서 그 역시 남성성이 강하다.

그 에너지가 가장 잘 표출되는 것이 그의 작곡, 작사 그리고 랩에서 나타난다. 슈가와 정국이는 둘 다 지 에너지가 강한 편이라서 둘이 어울리기보다는 인 에너지와 천 에너지가 많은 인(RM, 제이홉)이나 인천(진, 지민) 천지(뷔)와 더 잘 어울리는 편이다.

슈가는 랩 파트를 맡고 있다. 슈가의 랩에서 인의 모습으로 드러나는 것은 라임을 놀랍게 맞춰가는 그 천재성이다. 슈가의 랩 가사를 보면, 방탄소년단이 사랑을 많이 받지만 한편으로는 여러 사람의 시기와 질투로 많이 힘들었던 것 같다. 그들의 곡명처럼 '피 땀 눈물'로 이겨낸 자신들의 음악 역사를 팩트 폭행으로 전달하면서 남들의 비난과 미움을 슈가는 주먹질하듯이 시원하게 날려버린다.

슈가가 어린 학생들에게 "정말 자기가 좋아하는 일을 하라"는 말을 한 적이 있다. 슈가 역시 음악을 한다는 것이 장래가 보장되는 일은 아니었다. 그럼에도 그가 가장 사랑하고 좋아하는 일이었기에 부모님의 반대를 이겨내고 상경해서 열정적으로 음악을 하다 보니 지금의 방탄소년단이 될 수 있었다. 그런 슈가이기에 그의 말은 더욱 어린 학생들에게 깊은 울림을 주었으리라.

나는 지금도 방탄소년단의 초창기 곡인 〈NO〉를 들으면 눈물이 난다. 세상이 요구하는 것이 아닌, 내가 진정 원하는 것을 찾고 그것을 하라는 메시지가 지금도 나에게 용기와 도전을 준다.

나는 슈가가 지금처럼 계속 작사 작곡을 해서 음악계의 거장이 되기를 기대한다. 작사, 작곡을 한다는 것은 천인지 관점에서 보면 인과 지가 필요한 영역이다. 인이 발달해야 언어적 센스, 논리가 강해지고, 지가 발달해야 '랩'의 속성인 지르고 공격적인 에너지를 잘 표출할 수 있기 때문에 인과 지가 골고루 발달한 슈가가 지금처럼 작사 작곡을 꾸준히 하여 성장하기를 바라본다.

방탄소년단 멤버의 천인지 구성

뷔 (김태형)	진 (김석진)	지민 (박지민)	RM (김남준)	제이홉 (정호석)	슈가 (민윤기)	정국 (전정국)
천	인천	인천	인	인지	인지	지

天　　　　　　　　人　　　　　　　　地

건강한 천인지 vs
병든 천인지

원래 천인지는 어느 한쪽으로도 치우치지 않는 중립이다. 깨끗한 하얀 도화지와 같은 상태라고 보면 된다. 하얀 도화지에 어떤 색을 칠하느냐에 따라 전혀 다른 그림이 되듯 중립이었던 천인지도 좋은 환경을 만나면 건강한 쪽으로 발현하고, 안 좋은 환경과 만나면 병든 모습으로 나타난다.

천인지 본성은 같아도 건강하게 발현되었을 때와 나쁜 쪽으로 병들었을 때의 모습은 사뭇 다르다. 천인지를 모르는 사람은 도저히 서로 다른 두 모습의 뿌리가 같은 본성임을 짐작조차 하기 어려울 정도이다.

사실 건강한 천인지와 병든 천인지는 종이 한 장 차이이기 때문에 지금 나에게서 보이는 천인지가 조금 건강한 모습이 아니더라도 크게 낙담할 필요는 없다. 천인지를 제대로 이해하고 노력하면 얼마든지 건강한 모습으로 바꿀 수 있기 때문이다. 물론 천인지가 아주 많이 병들었을 때는 그만큼 시간이 오래 걸리기는 하겠지만 노력해서 바뀌지 않을 천인지는 없다.

자유롭고 창의적인 천 vs 게으르고 무책임한 천

건강한 천은 순수하고 해맑다. 천의 무한함이 너그럽고, 포용적이고, 품어주고 베푸는 성격으로 많이 나타난다. 돈에 욕심이 없고, 형이상학적인 가치나 대의명분을 지향하기 때문에 현실감각이 부족해 보이기도 한다. 하지만 이런 속성 때문에 천은 인과 지보다 자유롭고, 상상력과 창의력이 뛰어나다. 보통 사람들로서는 생각하기 어려운 기발한 아이디어를 내는 사람들은 대부분 천일 가능성이 크다.

천인지가 다 그렇지만 특히 천이 건강하기 위해서는 부모의 역할이 중요하다. 천은 기본적으로 느긋하고 느리다. 부모가 보기에는 답답해도 천의 속도를 인정하고 충분히 시간을 두고 기다려주어야 건강한 천으로 자랄 수 있다.

내게 하나밖에 없는 오빠가 '천'이다. 오빠는 창의력을 중시하는 픽사에서 약 7년간 레이아웃 아티스트로 근무했다. 천은 건강할 때 창의력을 유감없이 발휘한다. 그러면서도 게으르지 않다. 자유분방함 속에서 기발한 상상력을 보여주면서도 주어진 일을 틀림없이 해낸다. 가장 이상적인 천의 모습이다.

오빠가 건강한 천으로 자랄 수 있었던 데는 엄마의 역할이 컸다고 생각한다. 적어도 내 기억 속의 엄마는 한 번도 오빠가 느리다고 타박하지 않았다. 공부하라는 잔소리도 안 했고, 그저 오빠에게 무한한 사랑과 격려를 보냈다. 덕분에 오빠는 창의적이면서도 책임감 있는 천으로 자랐다.

천이 병들 때 가장 먼저 나타나는 징후는 게으름이다. 물론 천은 기본적으로 느린 편이지만 건강할 때는 자신의 속도로 열심히 간다. 하지만 병들면 게을러지면서 하기 싫어하고, 포기한다. 책임감도 없어진다. 꼭 해야 할 일이 있어도 자기만의 세계에 빠져 망각한다. 천은 공간적 특성이 강해 공간에 흠뻑 빠져 헤어 나오지 못한다. 건강할 때는 그 공간에 빠져 창의적인 예술 활동을 하지만 건강하지 않을 때는 요즘 흔히 말하는 '은둔형 외톨이'가 될 수도 있다. 자기만의 공간에서 있지만 그나마 천은 공격성이 없어 남을 해치지는 않는다. 천의 가장 큰 공격성은 남이 아닌 자신을 포기하는 형태로 나타난다.

천이 건강할 때는 책임감이 있는데, 이 책임감이 너무 과해 감당하기 힘든 상황이 지속되면 병이 나기 쉽다. 주로 목, 어깨, 허리에 무리가 가기 쉬운데, 이는 몸 뒤쪽을 흐르는 경락이 천경락

에 해당하기 때문이다. 원인 모를 신병, 무병, 기면증 등도 천이
병들었을 때 나타날 수 있는 질병이다.

합리성과 사교성이 좋은 인 vs
이간질과 사기에 능한 인

인은 애정이 많고 사람들의 감정에 잘 공감하기 때문에 건강할
때는 인기도 많고 사람들을 하나로 만드는 구심점 역할을 한다.
하지만 어디까지나 건강할 때의 얘기다. 인이 병들면 인 특유의
사교성, 친화력은 사람 사이를 이간질하고 사람을 이용하는 데
악용된다.

　인은 천인지 중 가장 말하기를 좋아하고, 말도 재치 있게 잘한
다. 그래서 건강할 때는 사람들과의 대화와 소통을 주도하며 균
형을 이끌지만 병들었을 때는 사기나 이간질을 한다. 워낙 말을
잘하기 때문에 거짓말도 진짜처럼 잘한다. 그래서 특히 천처럼
순수하고 순진한 사람들은 병든 인에게 사기를 당하기 쉽다. 그
리고 사기당한 경험이 없었던 순진한 인들도 병든 인에게 사기를
당할 수가 있다. 인들은 경험을 통해서 배우는 편이라서 한번 속
고 나면 전보다는 사람을 믿는데 더 조심스러워진다. 병든 인들
은 인의 기능을 활용해 사람들의 감정을 잘 파악하고, 그때그때
한 말을 기억해서 그 말로 단서를 가지고 사기를 치는 데 이용한

다. 그리고 본인이 말도 교묘하게 해서 상대가 질문하지 못하게 하는 환경을 만들기도 한다.

　인의 특징적인 속성 중 하나가 '비교'이다. 건강할 때는 인의 '비교'가 합리성으로 연결된다. 귀로 들어오는 온갖 정보를 비교해서 가장 좋은 것을 선택한다. 무엇이 옳고 그른지를 이성적으로 판단해 옳은 방향으로 나아간다.

　하지만 인이 병들었을 때는 이 비교가 독이 된다. 비교를 통해 가장 바람직한 결론을 도출하는 것이 아니라 끊임없이 남과 비교하면서 나를 낮게 평가한다. 당연히 자존감이 떨어지고, 스스로를 사랑하지 못해 우울증에 빠진다. 뿐만 아니라 비교의 대상인 다른 사람을 시기하고 질투한다. 사람들을 하나로 만드는 인의 힘이 나와 다른 사람을 괴롭히는 병든 모습으로 변한다.

　인이 건강할 때는 눈이 반짝반짝 빛나고 잘 웃는다. 인이 잘 웃지 않는다면 몸이든, 마음이든 아프다고 보면 된다. 물론 인이 병들어 누군가를 이용하려 할 때도 웃을 수 있지만 그때의 웃음은 가식적인 경우가 많다. 눈빛이 순수하게 반짝이지 않고, 다른 사람의 눈치를 살피는 듯 부자연스럽다.

　인이 병들면 눈빛 자체도 우울해지지만 말도 예쁘게 하지 않고 나쁘게 한다. 다른 사람에게는 물론 자기 자신에게도 좋은 말을 해주지 않는다. 인은 사랑이 가득해야 풍성해지는데, 부정적인 말을 많이 하면 사랑이 없어지면서 차가워진다.

인이 건강하기 위해서는 나를 남과 비교해서는 안 된다. 비교가 얼마나 자신을 황폐하게 만드는지는 내가 인이기 때문에 잘 안다. 나는 어릴 때부터 남과 나를 비교하면서 괴로워했던 적이 많다. 엄마가 충분한 사랑을 주었음에도 "왜 엄마는 오빠만 좋아해?", "왜 엄마는 오빠한테는 이만큼 해주고 나는 안 해줘?"와 같은 식으로 끊임없이 오빠와 비교하며 불평했다. 다행히 엄마도 인이어서 내가 불평할 때마다 합리적인 이유를 설명하며 나를 이해시켰다. 인은 이유가 납득이 되면 그대로 받아들이는 속성이 있기 때문에 오빠와의 비교가 상처로 이어지지는 않았다.

하지만 가족 외의 사람들과의 비교는 알게 모르게 화를 부르고 상처를 남겼다. 재수할 때는 워낙 예민한 시기여서 그랬는지 비교가 극에 달했다. 재수생인 나의 현실과 대학생이 된 친구들의 현실이 비교가 되었다. 내가 낙후되어 있고, 고립되어 있는 느낌이었다. 외로웠다. 그러다 도저히 그렇게 비교를 하면서는 살 수 없다는 결론을 내리고 더 이상 비교하지 않겠다고 결심했다. 비교를 한다면 오직 과거의 나 자신하고만 비교할 뿐, 절대 다른 사람과 비교하지 않겠다는 마음으로 비교를 멈췄다. 이후 나는 지금까지 비교적 건강한 인으로 잘 살고 있다.

의지와 실행력이 강한 지 vs 안하무인 지

지가 건강할 때의 모습은 거침이 없다. 의지가 강해 어떤 목표를 세우면 그 목표를 달성할 때까지 아무리 힘들어도 포기하지 않는다. 꾸준히, 성실하게 앞만 보고 달려가 끝내 목표를 이룬다. 이런 지가 있기에 현실 세계에서 우리가 필요로 하는 많은 것들을 생산할 수 있다고 보아도 무방하다.

하지만 지가 병들면 종종 과격해진다. 지는 뭐든 자기 마음대로 하고 싶어 하는 속성을 가지고 있다. 사람도, 상황도 자기가 원하는 방향으로 통제하지 못하면 견디지 못한다. 다른 사람이 자기와 다른 생각을 말하거나 자기 생각에 동조하지 않을 때 '욱' 하고 화를 내는 사람들은 대부분 '지'에 속한다. 병세가 심해지면 공격성이 강해져 폭력을 휘두르거나 안하무인이 되기 쉽다. 자기만이 옳고 다른 사람들은 다 자기 말을 따르기를 강요하고, 교만해진다.

지는 눈에 보이는 물질과 밀접한 관련이 있다. 건강할 때는 이 물질을 만드는데 기여하지만 병들었을 때는 물질에 집착하는 중독에 빠지기 쉽다. 알코올 중독, 마약 중독, 섹스 중독 등 모든 중독은 지가 병들었을 때 나타날 수 있는 질병이다.

지는 본능과 욕구에 충실하고 감정 표현이 분명하다. 똑같이 제한을 받아도 천과 인은 '아, 이 세상에는 내가 가지지 못하는 것이 많구나'라며 순순히 받아들이지만 지는 다르다. 본능과 욕구를 충족하는데 제한을 두면 참지 못하고 분노한다.

지는 욕구를 어느 정도 충족할 때 건강하다. 특히 식욕, 수면욕, 성욕 등 생존과 관련된 욕구와 물질에 대한 욕구는 지와 밀접한 관련이 있는 욕구이기 때문에 너무 참으면 안 된다. 충분히 욕구를 충족하지 못하면 더 욕구에 집착해 중독에 빠질 수 있다.

천인지, 건강할 때와 병들었을 때의 모습 비교

구분	건강할 때	병들었을 때

천	· 순수하고 해맑다.
	· 너그럽고 포용적이다.
	· 자유분방하고, 창의력,
	  상상력이 뛰어나다.
	· 책임감이 있다.
		· 게으르다.
		· 자기만의 세계에 빠져 세상과
		  고립된다(은둔형 외톨이, 자폐증).
		· 포기한다. 심지어는 스스로를
		  포기하기도 한다.
		· 무책임하다.

인	· 사랑이 많다. · 사람들의 감정에 잘 공감한다. · 말로 사람들을 하나로 만든다. · 말을 재치 있게 잘한다. · 잘 웃고, 눈빛이 빛난다.	· 이간질과 사기를 친다. · 끊임없이 비교한다. · 말로 남과 나를 공격한다. · 눈빛이 우울하고 차가워진다.

지	· 하나에 꽂히면 끝까지 간다.
	· 근면성실하고 추진력이 강하다.
	· 눈에 보이는 결과를 만들어낸다.
	· 현실적인 책임감이 강하다.
		· 공격성이 강해져 폭력을 휘두른다.
		· 다른 사람 말을 듣지 않고 자기 마
		  음대로 한다.
		· 교만해져 갑질을 할 수 있다.
		· 알코올, 마약, 음식, 도박(돈) 등 주로
		  물질에 중독된다. 섹스 중독도 있다.

천인지는 화가 나는
이유가 다르다

똑같은 상황에서 어떤 사람은 불같이 화를 내고, 어떤 사람은 감정의 동요 없이 쿨하게 반응한다. 사람마다 본성이 다르기 때문에 당연히 똑같은 상황이나 사건에 반응하는 것이 다르다.

천인지는 관점에서 보면 천인지가 각각 어떤 경우에 화가 나는지 더욱 분명해진다. 화를 유발하는 원인을 이해하면 그만큼 화를 제어하기 쉽고, 화가 났을 때 풀기도 쉽다.

천은 꾸역꾸역 참고 양보하다
화병이 생긴다

천은 착하고 순수하다. 너무 착해서 다른 사람이 부탁하면 거절을 못 한다. 분명 부탁을 들어줄 수 없는 상황인데도 차마 'No'라는 말을 못 해 'Yes'라고 말한 후 감당이 안 돼 애를 먹는 일이 흔하다. 거절은 못 하고, 감당은 안 돼 전전긍긍하다 스트레스가 쌓여 화병이 되는 경우가 많다.

또한 천은 잘 참는다. 억울한 일이 있어도 참고, 화가 나는 일이 있어도 미련할 정도로 참고, 또 참는다. 사실 천은 기본적으로 감정에 무딘 편이다. 아니 그보다는 자신의 감정을 알아차리는 데 시간이 좀 걸리는 편이다. 한 박자 늦게 자신의 감정을 알아차리고 스스로 뒷북을 치는 경향이 있다. 그리고 참느라고 화가 쌓여도 어지간히 쌓이기 전까지는 화가 쌓이는 줄도 감지하지 못한다. 고작해야 '왜 그런지는 모르겠지만 요즘 힘들다' 정도로 느낄뿐이다. 자기감정에 무디다고 상처를 받지 않는 것은 아니다. 오히려 천은 마음이 여려 상처를 잘 받는다. 그럼에도 참는 게 일상이라 상처를 받아도 내색하지 않다 곪을 대로 곪은 상태에서 터지는 경우가 많다.

가깝게 지내던 어르신 중 전형적인 천이 있었다. 심성이 착하고 60대 할아버지임에도 어린아이처럼 맑은 영혼을 가진 분이었다. 언젠가 오랜만에 봤는데, 표정이 어두웠다. 워낙 잘 웃고 긍정적인 분이었기에 "어디 아프시냐?"고 물었다.

"아니에요. 아픈 데 없어요."

"그럼 혹시 요새 안 좋은 일 있어요?"

"신경 쓰이는 일이 있긴 있지만 별거 아니에요."

할아버지는 별거 아니라고 말했지만 들어보니 심각했다. 두 달 전쯤 할아버지의 오래된 친한 친구가 돈을 빌려달라고 했다. 적지 않은 금액이었는데, 며칠만 쓰고 바로 갚겠다고 해서 빌려주었다. 원래 천은 사람을 잘 의심하지 않는 데다 오래 알고 지낸 친구여서 더더욱 믿고 빌려준 것 같다.

하지만 할아버지의 친구는 지금껏 돈을 갚지 않았다. 할아버지도 여윳돈을 빌려준 것이 아니어서 돈이 급했지만 성격상 차마 '빨리 갚아 달라'는 말을 못 했던 모양이다. 주변에서 '그냥 있으면 못 받는다. 빨리 독촉하라'고 부추겨도 '안 줄 사람이 아니야. 아마 사정이 있겠지'라며 꾹꾹 참다 병인 난 것으로 보였다. 아마 내가 아프냐고 물어보지 않았으면 할아버지는 당신의 가슴에 화가 쌓여 몸과 마음이 아픈 상태라는 것도 몰랐을 것이다.

대부분의 천이 비슷하다. 화가 났는지도 모르다 큰 병으로 키우는 경우가 흔하다. 설령 화가 났음을 인지해도 워낙 수용성이 강해 상황을 받아들이며 화를 참는다.

인은 할 말을 못 할 때
화가 쌓인다

인은 소리에 민감하고 말을 잘한다. 아나운서나 가수 중 상당수가 인인 것은 우연이 아니다. 인은 크게 감성형과 이성형으로 구분되는데, 어떤 인이든 인은 대체로 사회성이 발달해 사람들과 잘 지내는 편이다.

인, 특히 감성형 인들은 자신의 감정을 잘 표현하고, 다른 사람의 감정도 잘 읽는다. 소리에 민감한 인은 목소리를 듣고 감정 상태를 알아차린다. 소리를 듣고 분별하는 것과 감정을 파악하는 능력이 동일하기 때문이다.

인들은 소리를 듣고 분별하는 것 못지않게 말하는 것도 좋아한다. 하고 싶은 말은 해야 하는데, 사회성이 발달한 인들은 이런저런 상황을 고려해 할 말을 못 하는 경우가 많다. 예를 들어 인은 사리분별을 잘하기 때문에 누군가 이치에 안 맞는 이야기를 하면 거슬려 한다. 하지만 인들은 다른 사람의 감정을 잘 읽고 배려심도 많은 편이어서 할 말을 속 시원히 하지 못하는 경우도 많다. 사람들 간의 관계나 상대가 받을 상처를 생각하며 말을 가슴에 품는다.

직장이나 거래처와의 관계에서는 더욱 화 날 일이 많다. 요즘엔 많이 좋아졌지만 그래도 직장에서 여전히 위계질서가 존재한다. 납득이 가지 않아도 군말 없이 위에서 시키는 대로 해야 할 경우가 종종 있는데, 이런 상황에서 인들은 화가 날 수밖에 없다.

거래처와의 관계에서 을일 경우에도 마찬가지다. 을 중에서 하고 싶은 말을 다 할 수 있는 을은 아마 드물 것이다. 일을 하지 않아도 좋다는 각오가 없으면 갑이 마음에 들지 않는다고, 상식적이지 않다고 속에 있는 말을 마음껏 꺼내놓을 수가 없다.

인들은 감성적이기도 하지만 논리적이고 이성적이다. 서로 의견이 맞지 않을 때 합리적인 근거를 바탕으로 논리적으로 상대방을 설득한다. 그런데 도통 남의 말을 듣지 않고 무조건 자기 고집만 피우는 사람과 말하다 보면 스트레스를 받는다.

지는 자기 마음대로 못 할 때
화가 폭발한다

지는 자기주장이 강하다. 자기주장이 강하다고 다 남의 말을 듣지 않는 것은 아니지만 지의 경우는 기본적으로 다른 사람의 의견보다 자기감정이 중요하다. 모두가 '예'라고 해도 혼자서만 'No'라고 말할 수 있는 사람이 지다. 지 중에서도 눈이 크거나 얼굴 면적이 넓은 면위주 지는 수용성이 있어 다른 사람의 말을 듣는 것처럼 보이지만 결국은 자기 마음대로 하는 경우가 많다.

지는 자기주장이 강한 것만이 아니라 실행력도 강하다. 누가 뭐라 해도 뚝심 있게 밀어붙이며 목표를 달성할 때까지 꾸준히 실행해 끝내 결과물을 만들어낸다. 이렇게 눈에 보이는 결과물들을 만들면서 존재감을 느끼는 것이 지의 특성이다.

이런 지이기에 지는 주로 자기 마음대로 못 할 때 화가 난다.

스스로 계획한 대로 일이 진행되지 않아도 화가 나고 기대했던 만큼 결과가 나오지 않아도 못 견뎌 한다. 게다가 다른 사람들조차 자기 뜻대로 움직여주기를 바란다.

세상에 자기 마음대로 할 수 있는 일이 얼마나 될까? 자기 뜻대로 할 수 있는 일보다 싫어도 해야만 하는 일들이 더 많다. 또한 다른 사람을 내 마음대로 한다는 것은 있을 수 없는 일이다. 설령 다른 사람이 가족이나 자식이라 해도 내 마음대로 해서는 안 되며, 시도한다 해도 되지 않는다.

개인적으로 나는 지 성향을 가진 여성들이 전업주부라면 '자식이나 남편에게 집중하지 말고 자기 일을 하라'고 권하는 편이다. 지는 눈에 보이는 무언가를 만들면서 존재감을 느껴야 하기 때문에 돈을 벌면 신난다. 내 일은 내 마음대로 할 수 있고, 에너지를 쏟은 만큼 돈을 번다면 지는 행복할 수 있다.

그런 지들이 일을 하지 않고 집에 있으면 남편이나 자식에게 집중한다. 남편이나 자식이 원하는 방식으로 따라주면 괜찮지만 그들도 만약 지라서 하고 싶은 대로 하다 보면 다 불행하다. 지는 남편이나 자식이 자기 뜻대로 움직이지 않아 화가 나고, 가족은 가족대로 스트레스를 받는다.

지는 욕구에도 강해 욕구를 채우지 못하면 병이 나기 쉽다. 욕구는 식욕, 수면욕, 성욕 등 생명을 유지하는 데 관여하는 기본적인 욕구만 있는 것이 아니다. 매슬로는 인간의 욕구를 ① 생리적 욕구 ② 안전의 욕구 ③ 사회적 욕구 ④ 인정·자존의 욕구 ⑤ 자기실현의 욕구 등 다섯 단계로 구분했다. 천인지 모두 공통적으로 이런 욕구를 추구하지만 지는 특히 더 생존과 물리적인 욕구에 민감하다.

보통 생리적 욕구처럼 낮은 차원의 욕구는 덜 중요하게 생각할 수도 있다. 하지만 높은 수준의 욕구는 낮은 차원의 욕구가 채워지지 않은 상태에서는 일어나지 않는다. 예를 들어 기본적인 식욕조차 채워지지 않았는데 다음 단계인 안전의 욕구 이상을 느끼기는 어렵다. 결국 욕구는 어떤 차원의 욕구인가와 상관없이 중요하다. 욕구가 강한 지는 욕구불만을 느끼지 않도록 욕구를 잘 충족시켜주어야 몸과 마음이 건강할 수 있다.

화병의 원인 '사람', 사랑도 관계도
천인지로 풀면 행복하다

왜 어떤 사람은 보자마자 끌리고, 어떤 사람은 아무리 애를 써도 거리가 좁혀지지 않을까? 왜 어떤 사람은 그냥 같이 있기만 해도 즐겁고, 어떤 사람은 나에게 해를 끼치는 것도 아닌데 거리를 두고 싶을까?

사람들을 만나다 보면 이런 의문이 종종 생긴다. 천인지를 알기 전에는 나도 왜 그런지 이유를 알지 못했다. 하지만 천인지를 공부하면서 사람들과의 관계도 천인지에 영향을 많이 받는다는 것을 알았다. 본성이 천인 사람이 똑같이 천을 만났을 때와 인과 지를 만났을 때는 관계가 달라진다. 똑같은 말과 행동을 해도 상대방의 본성에 따라 받아들이고 반응하는 것이 다르기 때문이다.

결국 나와 상대방의 천인지를 알면 서로를 더 많이 이해하며 좋은 관계를 맺고 유지할 수 있다. 또한 상대방의 본성을 이해하지 못해 오해하고 상처받는 일도 줄어든다. 그러니 나와 내 주변 사람의 천인지를 살펴보며 좋은 관계를 맺으려면 어떻게 해야 하는지 알아보자.

천을 위한
천인지 관계법

천은 착한 순둥이들이 많아 사랑을 할 때도, 다른 사람과 관계를 풀 때도 먼저 나서지 못하는 경우가 많다. 사랑도 관계도 인이나 지가 주도권을 잡게 되는 경우가 많고, 천은 워낙 착하고 표현이 서툴러 속마음을 솔직하게 이야기하지 못해 상처받기 쉽다. 타고난 본성을 바꾸기는 힘드니 천이 노력한다고 해서 갑자기 주도권을 잡고 풀어나가기란 힘들다. 하지만 천 자신의 본성을 알고 인이나 지와의 관계가 기본적으로 어떻게 형성되는지만 잘 이해해도 덜 상처받고, 좋은 관계를 만들 수 있다.

천과 천

천인지가 같은 사람끼리 만나면 서로 편안하다. 천도 같은 천과 있으면 서로 편안하다. 문제가 될만한 사건 사고가 일어나지 않아 일상이 고요하고 평화롭다. 서로 추구하는 가치나 뜻이 비슷

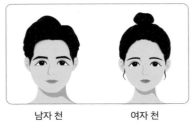

남자 천   여자 천

하면 아주 신뢰하는 친구가 되어 잘 지낸다. 자주 연락하지 않아도 그냥 이해하며 잘 지낸다. 설령 뜻이 안 맞아도 천과 천은 그러려니 하고 무심하게 흘려보내기 때문에 큰소리가 날 일이 없다.

천은 느긋하고 감정 기복이 크지 않기 때문에 남녀관계에서 천과 천이 만나 사랑에 빠지기란 쉽지 않다. 어렸을 때부터 한 동네에서 오랫동안 보고 자랐거나 같은 회사에서 오랜 시간 함께하면서 서로 익숙해지고 편안해져야 연애를 하게 된다. 연애를 해도 천과 천의 사랑은 물 흐르듯이 자연스럽다. 강렬한 불꽃이 튀지 않는다.

천은 사랑을 느껴도 쉽게 다가가 표현하지 못한다. 외모도 멋지고, 능력도 출중한데 모태솔로인 남자가 있다면 십중팔구 천일 가능성이 크다. 그래서 천 남자는 결혼정보회사를 통해 짝을 찾거나 가족이나 친척들이 적극적으로 소개팅이나 맞선을 주선해 결혼하는 경우가 많다. 집안끼리 서로 오랫동안 알고 지내다 어른들이 나서야 결혼이 이루어지기도 한다. 남자든 여자든 천은 혼자서는 연애도, 결혼도 시간이 좀 걸리고 더디니 주변에서 챙겨주면 더 좋다.

천과 인

천에게 있어 인은 천을 많이 도와주는 귀인이 될 수도 있고, 반대로 해를 끼치는 나쁜 사람이 될 수도 있다. 천에게 있어 인은 센스 있고 편안한 사람이다. 붙임성이 있는 인이 천을 잘 챙겨주고, 감정적으로도 편안하게 해주기 때문이다.

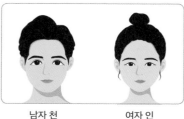

남자 천   여자 인

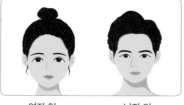

여자 천   남자 인

사실 천은 표현을 잘 못 해서 그렇지 자신의 마음을 알아주고, 가려운 부위를 알아서 적절하게 긁어주는 인을 속으로 좋아하고 신뢰한다. 하지만 인 입장에서는 잘해줘도 천이 반응이 없거나 무심하다고 생각해 어느 순간 삐지거나 기분 상할 수 있다. 이런 인을 이해하지 못하면 천은 왜 늘 하던 대로 했는데, 그렇게 잘해주던 인이 변했는지 죽었다 깨도 이해하지 못한다. 좋아했던 인이 갑자기 다른 사람에게 관심을 갖고 잘해주면 속으로 많이 서운해하지만 역시 내색은 잘 못 한다.

천은 인을 잘 만나야 한다. 착한 인은 천을 잘 챙겨주지만 못된 인은 천을 따돌리거나 괴롭히거나 이용할 수 있기 때문이다. 못된 인이 천을 괴롭힐 때 그를 견제하고 떼주는 것도 착한 인이다. 그래서 무심하고 계산을 잘 못 하는 천은 주변에 착한 인들이 많아야 삶이 유용하고 편해진다.

천과 인의 사랑에서도 인의 역할이 중요하다. 남자 천은 눈치가 없기도 하고, 첫눈에 반하기보다 오래 보아 호감을 느끼고, 결정적으로 자기 마음을 눈치채는 데도 시간이 걸리기 때문에 이래저래 시간이 좀 걸리는 편이다. 또한 마음이 있어도 고백하지 못하고 속만 태우는 스타일이어서 여자 인이 눈치 있게 천 남자의 고백을 이끌어내야 사랑이 진행되는 경우가 많다.

인 여자가 먼저 고백하면 천 남자는 무척 고마워하며 잘 따른다. 물론 인 여자에게 호감을 느낄 때에 한해서이다. 천도 호불호가 있어 마음에 없으면 불편해서 피하는 편이다. 천 남자는 호감을 느낀 인 여자가 좀 여유 있게 시간을 두고 계속 만나주면 자연스럽게 사랑을 키우고 발전시킨다.

여자가 천이고 남자가 인일 경우에는 결국 인 남자가 적극적으로 천 여자에게 대시해서 관계를 이끌어간다. 천 여자는 인 남자의 재치와 재미에 끌리고 인 남자는 눈치 있게 천 여자를 잘 이끌어가며 알콩달콩 사랑을 키워간다. 대표적인 커플이 김태희(천)와 비(인) 커플이라 할 수 있다.

천과 지

천과 지는 서로 다른 듯하면서도 통하는 부분이 많다. 그래서 천은 지와 뜻이 통한다고 생각하면 쉽게 마음을 열고 잘 지낸다. 지 입장에서도 해맑고 순수한 천에게 편안함을 느끼고 신뢰한다. 하지만 못된 지는 이런 천을 만만하게 보고 이용할 수 있으니 조심해야 한다.

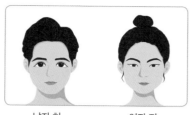

남자 천   여자 지

착한 지와는 대부분 잘 지내지만 천과 지 모두 인이

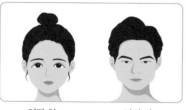

여자 천   남자 지

부족해서 소통이 잘 안 될 수도 있다. 지는 자기 의견을 관철하거나 주장하려는 고집이 강한 편이다. 천도 고집이 있다. 천은 가치를 추구하는 본성이 있는데, 어떤 상황에서도 가치를 포기하지 않으려 한다. 이런 모습이 지 입장에서는 고집으로 보일 수 있다. 결과적으로 천은 자신과 뜻이 맞지 않는 지를 만나면 소통이 안 돼 갈등이 생긴다. 하지만 뜻이 맞고 착한 지와는 큰 갈등 없이 잘 지낸다.

천과 지는 서로 다른 매력에 이끌려 사랑을 키우는 경우가 많다. 남자 천은 결단력 있고 능력 있으면서도 자기에게 잘해주는 여자 지가 멋있고 좋다. 여자 지는 자신의 강한 성격을 다 받아주고 포용하고 이해해줄 수 있는 사람이 남자 천밖에 없어 천에게 끌린다. 남자 천과 여자 지가 서로 마음이 통하면 대부분 적극적인 여자 지가 먼저 대시해 관계를 끌고 가는데, 남자 천 입장에서는 고마운 일이다. 다만 천이 너무 강하면 지 성향도 함께 있기 때문에 이런 천 남자는 여자 지와 부딪힐 수도 있음을 알아야 한다. 하지만 남자 천은 안 움직이는 것으로 자신의 고집을 표현하지 공격성이 있거나 적극적으로 자기 뜻을 관철시키려는 행동은 별로 하지 않아서, 관계에서 큰 싸움으로 나타나지 않을 수 있다.

여자가 천이라면 남자 지들의 구애를 받기 쉽다. 특히 지가 강한 남자일수록 자신을 유일하게 받아주는 여자 천과 만날 수밖에 없다. 남자 지 입장에서는 여자 천이 최고의 상대이지만 여자 천은 자기주장이 강한 지를 포용하고 이해하느라 힘이 들 수 있다. 수용성과 포용성이 워낙 크지만 남자 지를 품어주기가 너무 버거우면 무조건 참지 말고 힘들다는 내색을 하는 것이 좋다.

인을 위한
천인지 관계법

천인지 중 가장 관계를 잘 푸는 사람이 '인'이다. 다른 사람의 감정에 잘 반응해 공감해주는 능력이 뛰어나고, 말을 잘하기 때문이다. 인 자체가 천과 지 사이에서 조화와 소통을 담당하는 역할을 하기 때문에 천인지를 모두 아우르며 서로 갈등 없이 잘 지내게 하는 데 중요한 역할을 한다.

　하지만 인은 이성적이고 합리적인 속성이 있어 이해가 안 가는 사람까지 무조건 공감해주고 받아들이지는 않는다. 그래서 더욱더 천인지를 이해할 필요가 있다. 천인지 본성을 이해하면 그만큼 관계를 풀어가기도 쉽기 때문이다.

인과 인

인은 자신이 인정하는 인과 인정하지 않은 인, 두 가지로 인을 구분한다. 인은 각자 살아가면서 자신만의 어떤 판단과 가치의 기준틀을

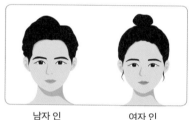

남자 인　　　여자 인

하나씩 만들어간다. 처음부터 틀이 있는 것은 아니고 하나씩 만들어가면서 경험에 따라 계속 변경되고 조율될 수 있다. 그러면서 자기 나름의 기준이 생기는데, 그 기준에 따라 사람을 어느 정도 판단한다.

　인은 자신이 보기에 괜찮다고 생각하는 인과는 잘 지낸다. 서로 인정해주고 애정 어린 표현을 주고받으면서 균형을 유지하며 관계를 이어간다. 하지만 별로라고 생각하는 인은 그냥 피하거나 무시한다. 무시하는 것이 사실 피하는 것으로 나타난다. 인은 관계와 사회생활을 중시하기 때문에 웬만해서는 분란이나 큰소리

가 나는 것을 별로 좋아하지 않아서 인정하지 않는 인은 그냥 적절히 눈치껏 피해버리는 것이다.

인이 인정하는 기준은 인 각자의 가치 기준에 따라 다르다. 하지만 기본적으로 인들은 서로 주고받는 것과 예의, 태도를 중시하는 편이다. 말할 때의 어조와 말투도 중시한다. 또한 인은 먼저 관찰하고 괜찮다 싶으면 조금씩 마음을 열고 관계를 만들어간다. 그래서 착한 인들은 착한 인끼리, 못된 인들은 못된 인들끼리 뭉치게 된다.

착한 인과 못된 인을 구분하는 기준은 정직성과 선함이다. 보통 착한 인들은 거짓말을 잘 안 한다. 말을 중요하게 생각하기 때문에 스스로 지키지 않을 말이나 경솔한 말을 하는 것을 싫어하고, 자신이 한 말을 지키지 못했을 때 부끄러워한다. 반면 못된 인들은 거짓말과 변명을 잘한다. 상황에 따라 약간 말을 꼬아 전달해서 사람들을 이간질시키기도 한다. 못된 인들이 뭉쳐 있으면 타깃이 되는 사람은 따돌림을 당하게 된다.

인과 인의 사랑은 비교적 순조롭다. 인과 인은 살아오면서 만든 틀이 어느 정도 비슷할 때 끌리기 때문에 큰 충돌 없이 사랑을 발전시켜나간다. 하지만 둘 다 인일 경우 너무 서로 배려하고 눈치보다 썸만 타다 끝날 수도 있다. 일단 서로의 마음을 확인하고 사랑을 시작하면 서로 균형 있게 조율하면서 잘 맞춰나간다.

인과 인이 만날 때 가장 경계해야 할 것은 서로 말을 안 하는 것이다. 이는 관계가 최악으로 치닫고 있을 때 나타나는 현상이다. 인은 늘 눈치껏 자기 마음을 알아주고 맞춰주기를 바라는 마음이 있어서 그걸 상대에게 미루다 보면 서운하고 오해가 생길 수 있다. 상대방에게 섭섭한 마음이 생길 때 입을 닫지 말고 좀 더 감정 표현을 잘하는 것이 관계를 회복하는 지름길이다.

인과 천

인이 볼 때 천은 착하고 해맑으며 약간은 눈치와 생각이 없어 뭔가 챙겨줘야 할 것 같은 빈틈이 보이는 사람이다. 그래서 착한 인들은 뭔가 잘 빠뜨리고 느린 천을 도와주고 많이 챙겨준다. 물론 이상적인 가치를 추구하고 도덕적이고 품성이 훌륭한 천이나, 자신의 분야에서 전문

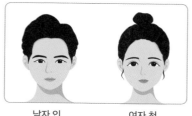

남자 인   여자 천

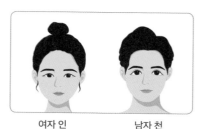

여자 인   남자 천

성과 성실성으로 두각을 나타내는 천은 인에게 있어 멋지고 대단한 사람이다.

인은 기본적으로 에너지 균형을 맞추는 편이라서 서로 주고받는 것을 적절하게 하려고 한다. 또한 주고받은 것을 다 기억하고,

내 것과 남의 것이 명확한 편이다. 이런 인에게 천은 눈에 거스르는 것이 많다. 천은 내 것과 남의 것에 대한 개념이 모호하다. 여유가 있으면 시간이든 돈이든 다 쓰지만 없으면 다른 사람에게 의지한다. 그러면서도 그것이 문제라고 생각조차 못 하기 때문에 분명한 인은 답답해할 수 있다.

인과 천이 잘 지내려면 천에게 원하는 것을 얘기해주어야 한다. 천은 알아서 인이 원하는 것을 해주지 못하기 때문이다. 잘해줘도 돌아오는 것이 없다며 천에게 짜증을 내면 천은 인이 왜 그러는지 몰라 어리둥절할 뿐이다. 천이 상대의 마음을 잘 읽지 못한다는 것을 인정하고, 섭섭한 감정을 참거나 드러내기 전에 잘 얘기하고 조율하면 좋은 관계를 유지할 수 있다.

사실 인에게 천은 편안한 존재다. 공격성이 없고 자신의 이야기를 잘 받아주기 때문이다. 비록 천이 눈치껏 인의 마음에 흡족한 말을 해주지는 못하지만 자신의 말에 귀 기울여주는 사람을 좋아하는 인으로서는 천에게 끌리는 것이 당연하다.

인과 천의 관계에서는 인이 천을 보고 관계를 어떻게 가져갈 것인지를 판단하고 조율한다. 예를 들어 천이 윗사람이면 센스 있게 천 마음에 드는 말을 해서 신뢰를 얻을 수 있고, 천이 아랫사람이면 일을 잘 지도하게 된다. 이는 인이 속이 드러나는 천과 지에 비해 속마음을 숨기고 상대방의 마음을 읽을 수 있는 능력이 있기 때문에 가능한 일이다.

사랑에서도 인이 주도권을 잡는다. 사랑을 잘 표현하고 배려하면서 천을 사로잡는다. 천의 사랑은 쉽게 변하지 않지만 인의 입장에서 보면 사랑 표현이 적어 불만스러울 수 있다. 이럴 때는 천에게 애정을 표현하거나 인정해주는 말을 가끔 해달라고 부탁하는 것이 현명하다. 기본적으로 천은 착하기 때문에 여러 번 반복해서 부탁하면 인이 원하는 대로 해주려고 노력한다.

인과 지

인은 기본적으로 지의 능력과 행동력을 주목하고 인정하기 때문에 능력 있는 지와는 친해지고 싶어 하지만 능력 없는 지는 별 관심을 두지 않는다. 하지만 인은 애정과 인정과 존중이 중요한 사람이기 때문에 자신을 존중하고 사랑해주는 지라면 능력이 없어도 아끼고 챙겨준다.

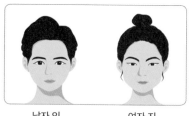

남자 인　　　　여자 지

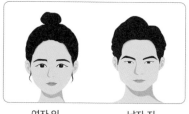

여자 인　　　　남자 지

만약 지가 능력도 있고 자신을 많이 사랑한다면 관계가 아주 오랫동안 지속될 수 있다.

　인과 지의 관계에서는 인이 지에 맞추는 편이다. 지도 상대방에게 맞춰준다고 생각할 수 있지만 인 입장에서 보면 지가 자신이 편한 방식으로 일방적으로 맞춰주는 것이어서 흡족하지 않을 수 있다. 인은 원래부터 천과 지의 입장을 고려하고 조율하도록 되어 있으니 억울하다 생각하지 말고 먼저 지와 천을 이해하고 양보하는 것이 편하다.

착한 인과 착한 지는 서로 잘 맞는다. 착한 인은 지의 능력과 감정을 잘 맞춰주면서 힘을 북돋워 준다. 그런 인을 지는 고마워하고 자신에게는 없는 섬세함과 센스, 언어능력을 갖춘 인을 인정하고 좋아한다. 착한 인은 되도록 착한 지만 만나려고 한다. 착한 지는 돈이든 행동이든 눈에 보이는 것으로 자신의 애정을 표현하고 과시하는 편이므로, 그런 착한 지를 인들이 애정하고 믿고 따른다.

반면 공격적이고 무례하고 말이 왔다 갔다 하는 못된 지는 인이 멀리하고 싶어 한다. 어떤 상황에서도 나름 동일한 원칙을 적용하려는 인의 입장에서는 당연하다. 기분파인 지는 자신의 감정에 충실해 그때그때 상황에 따라 기준이 달라지면서 말을 바꾸기도 하는데, 이런 지를 인은 이해하기 어렵고 거부감을 느낀다. 왜냐면 인은 한결같은 말과 행동을 중요하게 여기고, 관계에서 그동안 서로 했던 말을 보통 다 기억하는 편이기 때문이다.

하지만 못된 인이 마음만 먹으면 지를 속이거나 이용하기도 쉽다. 지는 단순하고 속이 다 보이는 사람이라서 인이 기분을 잘 맞춰주면 쉽게 믿고 좋아하기 때문이다. 그래서 착한 인과 착한 지가 만나면 시너지가 나지만, 못된 인과 착한 지, 착한 인과 못된 지가 만나면 결국 착한 사람이 피해를 본다.

남자 인과 여자 지는 서로 좋아하고 끌린다. 하지만 보통 여자 지들이 남자 인들을 더 많이 좋아하는 경향이 크다. 남자 천보다 남자 인을 좋아하는 여자 지는 남자 천은 심심하고 지루하다고 생각하고, 남자 인은 재미있고 매력 있다고 생각한다. 남자 천은 다 받아주지만 남자 인은 선택적으로 받아주는데 이런 자연스러운 인의 반응이 연애에 있어서 밀당으로 드러나기 때문이다.

남자 인은 여자 지가 자신에게 돈이든 시간이든 말이든 충분히 애정표현을 적극적으로 하는 것으로 인의 애정욕구를 채운다. 여자 지는 남자 인의 센스와 섬세함이 자신의 감정적 욕구를 충족시켜주어 좋아한다. 남자 인은 여자 지가 듣고 싶어 하는 말을 해주고, 적절한 이벤트로 감동을 주기도 하고, 그러면서도 여자 지의 손에 잡힐 듯 안 잡히는 남자라서 더 매력을 느낀다.

여자 인과 남자 지는 언제나 남자 지의 적극적인 구애로 연애가 시작된다. 사랑에 빠진 남자 지는 돈이든 선물이든 눈에 보이는 것으로 자신의 애정을 표현한다. 남자 지에게 센스 있고, 내조 잘해주고, 감정을 알아주고, 인정하는 말도 예쁘게 하고, 고집스럽지 않은 여자 인은 매력 덩어리이다.

인이 지와 좋은 관계를 유지하고 사랑을 키우려면 지의 변덕스러운 감정에 잘 대처해야 한다. 감정 기복이 심한 지의 기분을 잘 참아주고 지가 감정을 잘 컨트롤할 수 있도록 도와주어야 한다. 인이 지의 감정을 받아주지 못하면 관계가 깨지기 쉽다.

지를 위한
천인지 관계법

지는 목표가 분명하고 추진력이 있어 함께 일을 할 때 인기가 많은 편이다. 하지만 자기주장이 강하고, 남의 말을 잘 안 듣는 경향이 있어 독불장군, 안하무인이란 소리를 듣기도 한다. 일을 할 때도 자기 고집대로 해서 다른 사람들을 힘들게 할 때도 있다.

지는 의식적으로라도 다른 사람들의 이야기에 귀를 기울이고 이해하려고 노력할 필요가 있다. 한 번 꽂히면 앞만 보고 돌진하는 스타일이어서 가끔 멈춰 서서 주변을 돌아보지 않으면 일은 성공할 수 있어도 소중한 사람들과의 관계가 나빠질 수도 있으니까 말이다.

지와 지

지는 자기와 비슷하고 통하는 지를 멋지다고 여긴다. 지는 능력적인 면을 높이 평가하기 때문에 행동력과 능력이 뛰어난 지와는 불꽃 같은 속도로 친해진다. 하지만 잘 지내다가도 어느 한 부분이 어긋나면 서로 지지 않고 주장을 내세우면서 관계가 완전히 엇나간다.

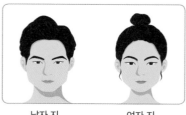

남자 지   여자 지

서로 주장이 다른 지와 지의 경우 상대를 설득하기 어렵기에 상대방의 생각을 인정해주고 피하는 것이 상책이다. 서로의 주장을 내세우다가는 정말 치고받고 싸우는 관계가 될 수도 있다.

지와 지가 만나서 서로 만족하고 좋으려면 동일한 목표가 있고, 서로가 인정하는 능력이 있어야 한다. 지들은 결국 자기 하고 싶은 대로 하기 때문에 둘이 뜻이 같으면 좋은 거고, 다르면 각자 자기 뜻대로 행동하게 된다.

서로 목표가 다를 때 둘 중 한 명이 좀 양보하면 좋은데 쉽지 않다. 서로는 양보했다고 생각하지만 실상은 각자 자기 뜻대로 하고 산다. 그래도 정면으로 부딪치지 말고 피하면 괜찮은데, 각자 자신의 주장을 강요하고 고집을 피우면 관계가 깨질 수밖에 없다.

지와 지가 끌리는 이유는 둘다 강력하기 때문이다. 지는 열정적인 사랑꾼이다. 그래서 서로 눈이 맞으면 불타오르고 그 열정은 아무도 못 말린다. 그런데 너무 뜨거운 열정은 또한 쉽게 식기도 한다. 지와 지가 좀 더 오랜 시간 좋은 관계를 유지하려면 서로 실제적인 도움을 주고받는 것이 좋다. 현실적인 지는 나에게 도움이 되는 사람과의 관계를 소중히 여긴다. 또한 감정과 본능에도 충실한 편이어서 어느 정도는 서로의 감정을 채워주는 것이 중요하다.

지와 천

지의 입장에서 천은 착하고 편안하고 좋은 사람이다. 물론 가끔은 아무 생각이 없어 보이고, 눈치 없고 느린 천이 답답하기도 하지만 선하고 속이 다 보이는 천을 좋아하는 경우가 더 많다. 답답해하다가도 천의 도덕성과 선함이 드러나면 천을 다시 보고 인정하기도 한다.

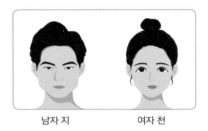

남자 지   여자 천

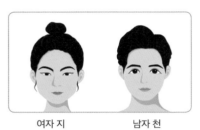

여자 지   남자 천

　지는 사람을 쉽게 믿지 않는다. 처음에는 믿었더라도 이내 살면서 몸으로 경험한 동물적인 감각으로 사람을 파악하고 경계한다. 그런 지도 공격성 없이 투명한 천에게는 경계를 푼다. 잔머리 굴리는 못된 인을 상대했던 지라면 더더욱 한결같은 천이 믿음직하고 편해서 좋다. 그래서 지는 마음에 드는 천을 만나면 오래도록 관계를 유지한다. 인이 보기에 지와 천이 얘기하는 모습을 보면 각자 자기 할 말만 하는 것처럼 보이지만, 정작 지와 천은 서로 나름 관계를 잘 맺고, 잘 통한다고 생각한다. 지와 천의 관계는 서로 고집만 부리지 않으면 별 탈 없이 잘 유지될 수 있다.

남자 지와 여자 천은 가장 쉽게 이루어질 수 있는 조합이다. 남자 지는 적극적으로 여자 천을 리드하기 때문에 여자 천 입장에서는 편하다. 가끔 지의 불같은 성격과 고집스러운 면을 버티고 인내해야 하지만 그 순간만 지나면 지는 뒤끝이 없기 때문에 다시 또 잘해준다. 남자 지의 장점은 능력과 책임감이다. 특히 지의 성향이 강한 남자일수록 천 여자를 만나는 것이 좋다.

여자 지와 남자 천 역시 여자 지가 적극적인 태도로 관계를 리드해간다. 남자 천은 먼저 표현하고 다가가지 못하기 때문에 여자 지가 적극적이어야 관계를 맺고 발전시킬 수 있다. 다만 너무 급하게 다가가면 천은 튕겨져 나간다. 천은 수용성이 좋은 편이지만 마음을 여는 데 시간이 좀 오래 걸리므로 천의 속도에 맞춰주는 것이 좋다.

최소 1년은 서두르지 말고 그냥 꾸준히 같이 시간을 보내면 된다. 굳이 데이트가 아니라도 일상에서 천 남자 옆에 있는 것만으로도 충분하다. 그렇게 어느 정도 시간과 공간을 공유한 후에 여자 지가 적극적으로 표현하거나 아니면 충분히 눈치를 줘서 남자 천이 고백하게 하면 된다. 이런 센스는 여자 인들이 잘 발휘하는 편이지만, 여자 지도 급하게만 굴지 않는다면 남자 천을 훨씬 잘 사로잡을 수 있다. 여자 지의 입장에서 남자 천은 감정적인 변덕도 잘 받아주고 언제나 한결같이 나를 잘 받아주는 든든하고 착한 남자이다.

지의 장점은 적극성과 능력과 행동력이다. 지는 자신이 꽂힌 사람에게만 반응하지 자신이 꽂히지 않으면 아무리 구애해도 넘어가지 않는다. 자신의 본능적 감정이 아주 중요하기 때문이다. 그래서 지는 자신이 선택한 사람과 관계를 맺고, 자기 사람이다 싶으면 오래 사랑하고 소중히 여기는 경향이 있다. 그만큼 헤어진 후에도 잊는 데 시간이 오래 걸린다. 최소한 만난 시간만큼은 지나야 이별의 아픔이 희미해진다.

지는 인보다는 천과 만났을 때 관계가 안정적인 편이다. 인은 천인지 중 가장 변화가 빠르기 때문이다. 지가 자신이 좋아해서 천을 선택해서 만났다면, 그 관계는 보통 오랫동안 간다.

지는 관계를 맺을 때 한 명에게 집중하는 성향이라서 한 명을 만나면서 다른 사람을 만나지는 않는다. 단, 바람둥이 지 유형은 만남의 시간이 짧다. 한 명에게 집중하고 금세 헤어지고 다른 사람을 만난다.

지와 인

지의 입장에서 인은 센스 있고 깔끔하지만 모든 인에게 호감을 느끼지는 않는다. 지가 좋아하는 인은 예의 바르면서 센스 있고 일을 잘하며 대인관계가 좋고, 자신에게 인정과 칭찬을 해주는 사람이다. 반면 윗사람들에게 아부하고, 일을 제대로 안 하면서 말로 때우거나 상사나 다른 사람의 도움을 받아 대충 넘어가는 기회주의자 성격의 인들

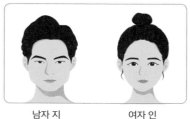

남자 지   여자 인

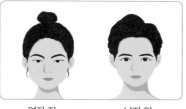

여자 지   남자 인

은 싫어한다. 뒤에서 자기 편할 대로 일을 꾸미는 인도 지에게는 거슬리는 존재이다.

　같은 인이라도 지는 자신이 처한 입장에 따라 인을 다르게 평가하기도 한다. 예를 들어 직장에서 상사인 지는 자신의 감정을 잘 맞춰주고, 작은 선물로 마음을 표현하고, 잘 따르고 인정해주는 인 후배를 아끼고 때론 특혜를 준다. 하지만 동료나 상사인 인이 상사에게 잘하고, 상사의 감정을 잘 맞춰주고, 선물을 한다면 그를 기회주의자로 볼 수 있다. 즉 지는 자신의 감정을 잘 맞춰주는 상대(후배)는 좋지만, 자기는 잘하지 못하는데 상사의 감정을 잘 맞춰주는 상대(동료)는 나쁘게 평가한다. 이것은 지가 자신의 입장과 감정이 특별히 중요한 사람이라서 그렇다.

지와 인이 관계를 맺을 때 지는 인의 센스를 높이 평가하고 인은 지의 능력을 높이 평가한다. 둘 다 현실적인 에너지가 있기 때문에 목표가 같으면 서로 의기투합해 각자의 장점을 활용해 일을 잘해 나갈 수 있다. 지는 추진력과 행동력을 발휘하고, 인은 관계를 잘 맺고 인사관리를 하거나 상담, 교섭이나 중재 등에서 능력을 발휘한다.

남자 지와 여자 인이 만날 땐 남자 지가 적극적으로 관계를 리드한다. 그러면서도 남자 지는 여자 인의 눈치를 본다. 자기 마음대로 하는 편인 지이지만 여자 인이 선택적으로 수용하기 때문에 여자 인의 마음을 얻으려면 눈치를 볼 수밖에 없다. 너무 눈치를 본다 싶으면 지가 자존심이 상해 폭발하기도 한다. 하지만 남자 지는 감정적, 정신적 지지를 보내주고, 말과 눈빛 여러 가지 센스 있는 행동으로 자신을 존중해주는 인을 많이 좋아한다. 따라서 감정적 폭발만 잘 통제하면 남자 지와 여자 인의 관계는 잘 발전할 수 있다.

여자 지와 남자 인의 관계에서도 여자 지가 물꼬를 트는 경우가 많다. 지는 꽂히면 감정을 잘 숨기지 못하는 편이어서 남자 인이 눈치를 채고 구애하거나 여자 지가 적극적으로 표현해 관계가 시작된다.

하지만 여자 지가 계속 남자 인과 관계를 지속하기는 쉽지만은 않다. 지는 자신이 제일 중요하고, 기준도 자기 마음대로이다.

자기 마음대로 자유롭게 사는 걸 좋아하는데, 남자 인은 경험이나 부모님에게 교육받으면서 생긴 틀을 중시하는 사람이다. 그러다 보니 남자 인이 자유분방한 지에게 눈치를 주고 가르치려 드는데, 이런 남자 인을 여자 지는 힘들어한다.

　자기주장이 강한 지가 인의 틀을 이해하고 요구하는 대로 맞춰 살기는 쉬운 일이 아니다. 인의 성향을 알면 인이 자기가 중요하게 여기는 가치를 함께 나누고 싶어 해 이런저런 요구를 한다고 이해할 수도 있지만 한계가 있다. 지 여자와 인 남자의 관계가 오래가는 경우는 대부분 지 스스로의 기준과 인이 가진 틀이 어느 정도 유사할 때가 많다. 그리고 결국은 인이 지에게 맞춰줄 때 그 관계가 유지된다. 또는 지와 인이 상하관계 또는 갑을관계가 제대로 형성이 될 때 그 관계가 유지된다. 지가 갑, 인이 을이 되거나, 인이 갑, 지가 을이 되는 모습으로 말이다. 사실 겉으로는 상하관계나 갑을관계로 보일 뿐이지 결국은 인이 알아서 그 관계를 조율하고 조절해서 관계가 유지된다. 겉으로는 지를 상사나 갑의 관계로 두고, 인이 중요한 것들은 결국 자신의 뜻대로 움직이게 한다고 본다. 인은 본인이 갑이 되어야 할지 을이 되어야 할지는 상대방 지의 성향을 보고 그에 따라 맞추는 것이다.

화는 경락을 따라
순환한다

내 몸에 화가 쌓이면 처음에는 화가 많이 쌓여 있는 부위가 병들지만 시간이 지날수록 '화'와는 직접적인 관련이 없어 보이는 부위까지 병이 든다. 우리 몸의 혈관이 결국엔 서로 다 연결되어 있는 것처럼 화를 비롯한 각종 기氣가 흐르는 12경락도 서로 유기적으로 연결되어 있기 때문이다.

12경락은 크게 천경락, 인경락, 지경락으로 구분할 수 있다. 이 중 화와 직접적인 관련이 있는 경락은 인경락이지만 화를 제때 풀지 못하고 방치하면 지경락과 천경락까지 화가 미친다. 원래 화가 발생한 경락을 벗어나 다른 경락에까지 영향을 미치면 그만큼 병은 더 깊어진다.

화병, 불면과 우울, 공황장애는 모두
인경락의 병이다

화병은 대부분 인경락에서 생긴다. 오장육부 중 화와 밀접한 관련이 있는 장기가 심장, 담(쓸개), 간인데 심장을 제외한 담과 간이 연결되어 있는 경락이 인경락이기 때문이다. 심화, 담화, 간화 중 담화와 간화가 인경락에서 시작되니 화병은 곧 인경락의 병이라 해도 무리가 없다.

인경락에서 시작된 화병은 시간이 지나면 불면을 동반한다. 화가 나서 잠을 이루지 못한 밤들이 이어지면 우울증이 생기고, 우울증은 또다시 불면을 가속화시킨다. 그야말로 화병, 불면, 우울증의 악순환이 반복된다.

화병, 불면, 우울의 뿌리는 인경락을 대표하는 족소양담경에 있다. 화가 깊어져 화병이 되었다는 것은 이미 족소양담경의 에너지가 약해졌음을 의미한다. 그런데다 불면과 우울까지 겹치면 족소양담경의 에너지는 더욱 약해져 끝내 공황장애를 부른다.

서양의학에서는 우울증과 공황장애를 다른 질병으로 보지만 천인지 관점에서 보면 공황장애는 우울증의 심화 버전이다. 우울증이 극심해져 족소양담경의 에너지가 바닥이 났을 때 공황장애가 발생하는 것으로 보는 것이다. 그리고 상하를 연결하는 임맥이 막혀서 심경락과 신경락의 상하 수승화강이 깨어져서 수화水火

분리가 나타나면서 공황과 공포가 더 심해지게 된다.

인경락의 병이 지경락으로 넘어가면
중독에 빠진다

화병, 불면, 우울증, 공황장애를 앓는 사람 중에는 술이나 게임 등 무언가에 빠져 있는 사람들이 많다. 일종의 중독인데 무엇에 중독되었든 중독 증상이 나타나면 인경락에서 시작한 병이 지경락으로 넘어왔다고 봐야 한다.

뇌도 천인지로 구분할 수 있다. 뇌는 크게 앞, 뒤, 옆으로 나뉘는데 앞을 전두엽, 뒤를 후두엽, 옆을 측두엽이라 부른다. 천인지 관점에서 보면 앞인 전두엽이 지, 옆인 측두엽은 인, 뒤인 후두엽은 천에 속한다. 중독은 태원상(뇌) 중에서도 지경락인 전두엽의 병이다.

인경락이 병들었을 때 적극적으로 치료하면 병이 다른 경락으로 넘어가지 않는다. 하지만 대부분의 사람은 인경락의 병이 어지간히 깊어지기 전에는 소극적이다. 적극적으로 화를 풀어 화병과 불면, 우울증, 공황장애를 치료하기보다는 당장 고통을 잊게 해줄 수 있는 무언가를 찾는다. 그것이 무엇이든 잠시라도 고통을 덜었다면 계속 반복하게 되고, 중독에 이른다.

예전에는 주로 술이나 게임이 중독 대상이었다. 모든 중독은 위험하지만 요즘에는 약물이나 마약에 중독된 경우도 많아 걱정스럽다. 특히 마약은 한 번 중독되면 벗어나기 힘들기 때문에 각별히 경계해야 한다.

가장 좋은 방법은 중독에 빠지지 않는 것이지만 이미 인경락에서 지경락으로 병이 넘어왔다면 바로 치료하는 것이 좋다. 초기에 치료를 시작할수록 빨리 중독에서 벗어날 수 있다.

지경락을 넘어
천경락까지 가면 위험!

중독이 깊어지면 현실과 가상 세계의 경계가 모호해지기 쉽다. 현실의 경계가 무너진다는 것은 병이 지경락에서 천경락으로 넘어간다는 것을 의미한다.

중독의 끝은 천을 향한다. 현실에서는 느낄 수 없는 감각과 쾌락은 천의 영역이다. 마약 중독자들이 마약을 쉽게 끊지 못하는 것은 마약에 취해 있을 때 현실이 아닌 가상의 세계에서 쾌락과 황홀감을 경험할 수 있기 때문이다. 그러다 약효가 떨어져 현실로 돌아오면 현실(지)과 차이가 너무 커서 다시 마약에 손을 대 비현실적인 정신세계로 가면서 중독이 깊어진다.

천경락에 병이 든다는 것은 현실과의 단절, 세상과 등지는 것을 의미한다. 한 마디로 정신세계에 병이 드는 것이어서 매우 위험하다. 인경락이 병들어 생긴 화병, 불면, 우울증 등을 제때 잘 치료하지 못하면 지경락까지 병들어 결국 중독으로 이어지고, 중독이 심화되면 천경락까지 번져 현실과 동떨어진 채 쾌락에만 탐닉하는 상태가 된다. 인경락에서 시작한 병이 지경락을 넘어 천경락까지 가면 병을 치료하기가 아주 어려워지므로 화병이 인경락에 머물러 있을 때 치료하는 것이 최선이다.

연예인들이 특히
공황장애를 많이 앓는 이유

정찬우, 기안84, 이경규, 김구라, 가인, 정형돈, 이상민, 김장훈, 차태현, 이병헌, 김하늘······.

이들의 공통점은 뭘까? 벌써 눈치챈 독자들도 있겠지만 모두 스스로 공황장애를 앓고 있음을 고백한 연예인들이다. 공황장애를 앓는 연예인들이 워낙 많다 보니 '공황장애=연예인병'이라고 생각하는 사람들까지 생겨났다.

정말 연예인들이 공황장애에 잘 걸릴까? 일반인 중에서도 공황장애를 앓는 사람들이 많다. 하지만 연예인들이 대중들에게 많이 알려져 있다 보니 더 많이 관심을 끌고 회자되면서 연예인들이 더 공황장애에 잘 걸리는 것처럼 보이기도 한다.

분명 공황장애는 연예인들만의 병이 아니다. 그럼에도 천인지 관점에서 보면 연예인들이 좀 더 공황장애에 취약할 수밖에 없는 이유가 있다.

공황장애는
인경락의 병이다

사람들을 만날 때 제일 많이 쓰는 에너지가 인경락을 따라 흐르는 인 에너지이다. 인경락 중에서도 눈초리부터 시작해 귀를 한 바퀴 돌아 옆 측면을 따라 넷째발가락까지 이어지는 족소양담경이 가장 강력한 인 에너지를 갖고 있다.

인 에너지는 주로 사람을 만날 때 많이 소진된다. 인경락에 포함되어 있는 귀는 사람들의 말을 듣고 반응하고, 때로는 나에게 도움이 되는 것과 그렇지 않은 것을 분별한다. 인경락은 감정에도 민감하다. 좋은 사람을 만나 즐거울 때는 인경락이 순조롭게 운행하지만 싫은 사람을 만나 힘들 때는 인경락의 긴장도가 높아져 기가 정체되고 에너지가 많이 소모된다.

엔터테인먼트는 사람의 마음을 얻을 때 비로소 존재가치가 있는 분야여서 그 어떤 분야보다 인 에너지를 많이 필요로 한다. 에너지를 많이 쓰면 이후에 충분히 재충전될 수 있는 시간을 주어야 하는데, 연예계의 현실은 그렇지 않다. 이미 인 에너지가 바닥이 났는데도 계속 활동하며 안간힘을 쓰다 보면 어느 순간 극심한 공포가 밀려온다.

공황장애를 앓았거나 앓고 있다고 밝힌 연예인 중 대다수가 전혀 공황장애가 있다고는 짐작조차 할 수 없었던 연예인들이다. 평소 대중 앞에서 그 누구보다도 밝고 당찬 모습을 보여주었기 때문이다. 누가 뭐라 해도 눈 하나 깜짝하지 않을 것 같이 담대해 보이는 연예인 중에서도 공황장애 치료를 받고 있다고 고백한 경우가 적지 않다.

공황장애는 하루아침에 생기는 병이 아니다. 연예인들이 공황장애를 앓고 고백을 하기까지는 많은 시간이 흘렀을 것이다. 인 에너지를 너무 많이 써서 힘들어도 내색하기도 힘든 것이 연예인이다. 그나마 인기가 있으면 좀 낫다. 인 에너지는 인기人氣 에너지이기도 하다. 사람들 앞에 서면 인 에너지가 많이 소모되지만 사람들로부터 사랑을 받으면 인 에너지가 충전되기도 하기 때문이다.

연예인이 인기를 끌지 못할 때는 문제가 심각해진다. 연예인들은 구설에 자주 오르내리고 이유 없이 비호감으로 찍혀 공공의 적이 되는 경우도 많다. 이런 마이너스 인기는 인 에너지를 갉아먹는다. 가뜩이나 인 에너지를 많이 써야 하는 연예계인데, 마이너스 인기 때문에 인 에너지가 고갈되면 우울과 불면에 시달리다 공황장애로 가기 쉽다.

인 에너지가 고갈되어 공황장애가 생겼을 때는 가능한 한 나를 아껴주고 좋은 에너지를 줄 수 있는 사람을 만나야 한다. 같이 있을 때 내가 신경 써야 할 사람보다는 나를 있는 그대로 받아주는 편한 사람들하고만 만나야 한다. 쉬운 일은 아니다. 특히 연예인들은 나에게 맞춰주는 사람보다는 내가 맞춰주고 배려해야 하는 경우가 많아 더 어렵다. 그래서 연예인들이 공황장애가 깊어지면 잠시 공백기를 갖는 경우가 많다.

천과 지가 인 에너지를 쓰면
더 힘들다

김구라가 공황장애임을 밝혔을 때 사람들은 의아해했다. 김구라는 독설로 유명하다. 방송에서 보이는 김구라는 출연자에게 하고 싶은 말을 거침없이 하고, 사람들을 쥐락펴락하는 것처럼 보인다. 그런 김구라가 공황장애로 힘들었다고 하니 선뜻 믿기지 않았던 것이 사실이다.

김구라는 전형적인 '지'이다. 지는 인에 비해 인경락이 덜 발달되어 있다. 그럼에도 직업적 특성상 인 에너지를 많이 써야 했다. 인경락이 발달한 인이 인 에너지를 쓰는 것과 지가 인 에너지를 쓰는 것은 차원이 다르다. 인은 원래부터 갖고 있던 강점을 발휘하는 것이지만 지는 자신에게 없는 것을 필요에 의해 억지로 뽑아내는 것이어서 무척 힘들다.

그나마 김구라는 자신의 콘셉트를 '독설'로 잡았기 때문에 공황장애가 심하게 오지는 않았다. 만약 인처럼 재치 있게 사람들과 소통하며 공감하려 했다면 더 힘들었을 것이다.

컬투의 정찬우도 마찬가지이다. 정찬우는 '천'이다. 생김새는 영락없는 천이지만 그동안 그가 보여주었던 모습은 재치가 넘쳤다. 김태균과 호흡을 맞춰 주고받는 멘트가 어찌나 재미있는지, 오래오래 둘이 함께 방송할 줄 알았다. 그런데 공황장애로 잠정적으로 방송 중단을 선언해 많은 사람을 놀라게 했다. 하지만 정찬우 역시 김구라와 마찬가지로 천이 잘 쓰기 어려운 인 에너지를 노력해서 쓰느라 많이 힘들었을 것이 분명하다.

정찬우가 천임에도 인 못지않은 재치와 입담을 보여주었다는 것은 그가 얼마나 열심히 노력했는가를 보여주는 반증이다. 그의 피나는 노력 덕분에 사람들은 즐겁게 웃을 수 있었지만 정작 정찬우 자신은 인 에너지를 너무 소진해 공황장애를 만났다.

인 에너지와 친숙한 인이라도 인 에너지를 많이 쓰면 감당을 못한다. 하물며 인 에너지를 잘 못 쓰는 천과 지는 더 말할 것도 없다.

천인지의 차이,
기능으로 보면 더 잘 보인다

천인지는 우주 만물의 구성 원리이자 사람을 구성하는 원리이기도 하다. 또한 천인지는 기능의 가장 기본적인 3요소이다. 예를들어 우리가 사는 세상(우주)은 하늘과 땅 그리고 사람으로 구성된다. 이때 하늘은 천, 땅은 지, 하늘과 땅 사이에 있는 사람은 인이다. 이 세 가지 중 어느 한 요소만 없어도 세상은 생명이 살아가는 우주로서의 기능을 온전히 하지 못한다.

결국 천인지는 구조와 기능을 이루는 데 있어 가장 기본이 되는 최소 단위라 할 수 있다. 돌아보면 우리가 살고 경험하는 모든 것이 천인지를 바탕으로 한다.

누군가가 보고 싶어 만난다고 생각해보자. 그리운 사람을 만나려면 천인지 세 요소가 모두 충족되어야 한다. 보고 싶다는 생각은 천에 해당한다. 생각은 눈에 보이지 않아 천의 영역이다. 만날 약속을 하려면 전화를 걸어 말을 해야 한다. 말은 보이지는 않지만 소리로 유형화돼 들리므로 인이다. 마지막으로 만나기 위해 이동하는 행위는 지에 속한다. 요즘에는 말이 아닌 문자나 카톡으로도 약속을 많이 잡는데, 이는 글이라기보다는 소통의 수단이니 말이라고 봐야 한다.

누군가가 보고 싶어 만나는 것은 하나의 기능이다. 또한 보고 싶다는 생각, 약속하는 말, 만나러 가는 행동은 각자의 독립적인 기능이면서도 이 세 가지가 모두 어우러져야 비로소 온전한 하나의 기능이 완성된다. 생각만 하거나 말만 해서는 보고 싶은 사람을 보지 못하는 것이다. 생각하고(천) 말하고(인) 움직여야(지) 생각이 현실로 나타난다. 그래서 천인지는 기능을 하나이면서 셋으로 보는 원리라고 말하는 것이다. 이러한 기능을 중심으로 천인지를 보면 천인지의 차이를 좀 더 쉽게 이해할 수 있다.

천인지 기본 속성이 차이의 핵심

오래전부터 내려오는 한의학 문헌에서 언급한 천인지의 내용은 간단하다. 즉 '천은 일영성一靈性과 삼시성三時性을 갖고, 인은 삼혼성三魂性과 이화성二和性을 갖고, 지는 칠규성七竅性과 일기성一氣性을 갖는다'는 것이 전부다. 이를 토대로 천인지를 연구하고 확장하면서 오늘날의 천인지 이론이 정립되었다.

천인지의 속성을 너무 간단하게 표현한 것 같지만 사실 일영성과 삼시성, 삼혼성과 이화성, 칠규성과 일기성의 깊은 뜻을 알면 천인지 각각의 특징을 쉽게 이해할 수 있다.

천의 특징은 일영성과 삼시성으로 대표된다. 일영성-靈性은 영靈의 특징을 생각하면 이해하기 쉽다. 영은 눈에 보이지 않는 무한함을 의미한다. 불교에서는 비물질, 영계, 신, 무아, 무, 알 수 없는 영역 등을 영이라 부른다.

삼시성은 공간이다. 공간은 크게 무허공계, 시공계, 시간계 3가지로 구분할 수 있기 때문에 '삼시성三時性'이라 부른다. 상상 속에서나 존재할 수 있는 한계가 없는 무한한 공간을 '무허공계', 물질이 존재하는 눈으로 볼 수 있는 공간을 '시간계', 마지막으로 무허공계와 시간계 사이에 존재하는 중간계를 '시공계'라는 정도만 알아두어도 충분하다.

지의 칠규성七竅性은 현실적인 감각을 말한다. 칠규는 7개의 구멍이라는 의미로 눈 2개, 귓구멍 2개, 콧구멍 2개, 입 하나가 칠규에 속한다. 이 7개의 구멍은 눈으로 보고, 듣고, 먹고, 숨을 쉬는 등 오감을 주관하는 감각기관이다. 지극히 현실적이면서도 한계가 있는 것이 칠규성이다. 일기성-氣性은 기가 하나, 즉 하나에 꽂히는 것을 말한다. 그래서 지 성향의 사람들은 꽂히면 한눈팔

지 않고 직진한다.

인은 삼혼성三魂性과 이화성二和性을 갖고 있다. 삼혼성은 천인
지 3개를 말한다. 인이면서도 천과 지도 있어 무한과 유한을 공
유하는 개념이다. 이화성은 말 그대로 두 가지를 조화시키는 것
으로 천과 지의 사이에서 중심을 잡고 조율하는 인의 역할을 그
대로 대변하는 개념이다.

좀 더 간단하게 설명하면 천은 영성이어서 보이지 않은 가치
적인 것을 추구하고 감각하는 에너지, 지는 눈에 보이는 물질적
인 것을 감각하는 현실적인 에너지, 인은 천과 지 사이에서 중심
을 잡고 조화를 이루는 에너지라 말할 수 있다. 천인지 각각의 모
든 차이는 이 기본 개념에서 확장된 것이라 보면 된다.

생활 속에서 나타나는
천인지 기능의 차이

천인지의 핵심 속성을 이해하면 우리 생활 속 곳곳에서 천인지가
각자의 기능을 하며 우리가 사는 세상(우주)을 구성하고 움직인다
는 것을 알 수 있다. 다음 표는 천인지의 기능을 정리한 것이다.
극히 일부만을 보여주는 예시지만 천인지의 차이를 이해하는 데
도움이 될 것이다.

천인지의 기능적 구분

천天	인人	지地
일영성一靈性	삼혼성三魂性	칠규성七竅性
삼시성三時性	이화성二和性	일기성一氣性
가치 중심(神 중심)	인간 중심	물질 중심
공간	공간 + 시간	시간
무한	무한 + 유한	유한
종교성	정치성	경제성
진眞	선善	미美
주住	의依	식食
뒤	옆	앞
대大	중中	소小
미술	음악	무용
빛	소리	맛
지구력	유연성	근력
생각	말	행동

천은 가치를 추구하고 지는 현실에 충실하며 인은 이상과 현실 사이에서 중심을 잡는 역할을 한다. 천의 일영성은 무한해서 천은 아주 크고, 멀고, 높은 것을 추구하는 에너지이다. 그래서 꿈과 가치는 천에 속한다. 지는 눈에 보이는 감각인 칠규성이 핵심 속성이라 현실이 중요하다. 꿈보다는 현실에서 결과를 봐야하기 때문에 현실에 충실하다. 인은 삼혼성과 이화성이 핵심 속성으로 꿈을 현실로 연결시키는 역할을 한다. 천의 꿈을 지의 현

실에서 이뤄내기 위한 모든 과정이 인에 속한다.

　정치, 경제, 종교도 천인지의 기능이 구현된 것이다. 종교는 생명과 인간 본연의 가치를 추구하는 것으로 천의 영역에 속한다. 삶을 유지하려면 경제 활동을 해야 한다. 일해서 돈을 벌어 필요한 것을 사고 먹어야 한다. 그래서 경제는 지의 영역이다.

　사람은 꿈만으로는 살기 어렵다. 좋든 싫든 현실에 발을 붙이고 있어야 한다. 그래서 이상과 현실 사이에서 접점을 만들어 좋은 방향을 선택하고, 조율하는 인의 역할이 필요하다. 또한 서로 다른 사람들의 생각과 가치가 서로 충돌해 불협화음이 일어나지 않도록 토론하고 조율해 합의를 끌어내는 정치적 행위도 인에 속한다. 요즘 정치를 보면 합의와는 거리와 멀어 보이지만 원래 정치의 속성은 이견을 조율해 합의점을 찾는 것이다.

　사람을 볼 때도 천인지가 작동한다. 우리가 사람을 처음 볼 때는 앞을 먼저 본다. 뒤를 먼저 보지 않는다. 앞은 지에 해당한다. 경락 중에서 몸 앞쪽에 있는 경락들이 지경락인데, 에너지는 대부분 지경락부터 흐르기 때문에 앞부터 보는 것이 자연스럽다. 앞에 있는 얼굴을 보고 그 사람의 첫인상을 판단한다.

　하지만 앞모습이 그 사람의 전부는 아니다. 시간이 지나면서 뒷모습도 보고 옆모습도 보게 된다. 경락 중에서 옆모습은 인경락, 뒷모습은 천경락이 주관한다. 처음에는 그 사람의 현실적 능력, 외모를 보지만 함께 시간을 보내면서 언어와 행동을 보고 그 사람의 인간성과 감정 등 인에 해당하는 모습을 본다. 또한 더 깊게 들어가서 그 사람이 추구하는 가치와 꿈, 즉 천의 모습을 보게 된다. 앞인 지의 모습뿐만 아니라 옆인 인의 모습, 뒤인 천의 모습까지 다 봐야 그 사람을 다 봤다고 할 수 있다.

예술도 천인지로 구분할 수 있다. 사실 예술은 장르와 상관없이 천인지를 모두 갖고 있어 분명하게 구분하기는 어렵다. 그럼에도 이미지가 주가 되는 미술은 천, 소리와 리듬감이 주가 되는 음악은 인, 현실적으로 몸으로 표현해야 하는 무용은 지에 속한다. 음악은 소리인데, 소리에 민감한 경락은 귀와 연결되어 있는 인경락이기 때문에 음악은 인 성향이 주이다. 이미지는 눈에 보이지 않는 상상의 영역에서 만들어지는 것이므로 미술은 천에 가깝다.

천인지는 감각하는 영역도 다르다. 얼굴을 보면 천경락은 눈, 인경락은 귀, 지경락은 코와 입과 연결되어 있다. 사실 눈은 천인지 모두 연결되었지만 천경락이 가장 확실하게 연결되어 있고, 귀는 천과 인에 연결되었지만 인이 메인이다. 입과 코에는 지만 연결되어 있다. 천과 인은 없다. 하지만 얼굴을 공간적으로 구분했을 때 코는 눈과 입의 중간이어서 인의 영역에 속한다. 이런 관점에서 봤을 때 빛을 감각하는 눈은 천, 소리를 감각하는 귀는 인, 냄새를 감각하는 코는 인과 지, 맛을 감각하는 입은 완전히 지의 영역이다.

천인지를 공부할 때 스승님은 세상의 모든 것을 천인지로 보라고 하셨다. 스승님의 가르침대로 십수 년 동안 모든 것을 천인지 관점에서 보면서 우리의 삶 자체가 천인지라는 것을 확인하곤 했다. 여기서는 몇 가지 예를 통해 천인지의 기능을 소개했지만 천인지 기능의 핵심적인 특징을 이해하고 세상을 보면 더 많은 천인지를 볼 수 있을 것이다.

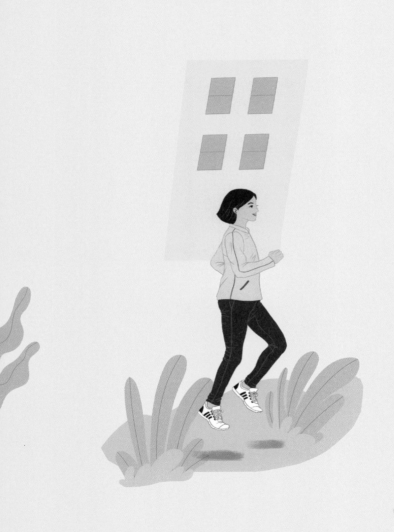

화를
생명 에너지로 바꾸는
천인지 3단계 건강법

1단계_화를 푸는 첫걸음은
나를 사랑하는 것부터

화를 쌓아두고 싶은 사람은 없을 것이다. 화 에너지는 너무 강렬해 화가 나면 몸은 본능적으로 밖으로 내보내고 싶어 한다. 그럼에도 화가 사라지지 않고 때로는 더 증폭돼 몸속에 쌓인다면 스스로에게 '나는 나를 얼마나 사랑하고 있는가?' 하는 질문을 던져봐야 한다.

화가 났어도 스스로를 사랑하는 사람은 자기 안에 사랑이라는 긍정적인 에너지가 많기 때문에 화라는 부정적인 감정에 몸과 마음을 내주지 않는다. 잠시 화가 났어도 오히려 그 화와 상황을 좋은 방향으로 전환시키고, 나를 발전시키는 원동력으로 사용한다. 하지만 스스로를 부정하고 미워하는 사람들은 화를 잠재우기는 커녕 더 크게 증폭시킨다. 이미 내 안에 있던 부정 에너지에 화가 더해지면서 화의 칼끝이 나를 겨냥해 몸과 마음이 피폐해지는 경우가 많다.

설령 화를 유발한 원인이 다른 사람이나 외부적인 상황에 있더라도 나를 사랑하는 것이 우선이다. 외부적인 원인은 내 의지만으로 해결하기 어려운 경우가 많고, 또 설령 해결하려 해도 부정적인 마음으로는 좋은 과정과 결과를 내기 어렵다. 또한 나를 사랑하지 않으면 분명 내 탓이 아님에도 스스로를 책망하며 화병을 더 키울 수 있다.

있는 그대로의 나를
인정하고 사랑하자

나를 사랑한다는 것은 당연한 것 같지만 생각처럼 쉬운 일은 결코 아니다. 사람들은 대부분 자신의 부족한 점을 사랑하지 못한다. 10가지의 좋은 모습이 있어도 하나뿐인 부족한 모습만을 보며 자책하는 사람들이 많다.

알코올 중독으로 치료를 받는 50대 후반의 윤해주 씨도 자기 사랑이 안 돼 화병을 키운 경우다. 그는 지금까지 다른 사람을 위해 자신을 희생하며 살았다. 젊었을 때는 친정 가족을 위해 희생했고, 결혼한 후에는 남편과 자식들에게 헌신했다.

비록 가족을 위해 희생하기는 했지만 나름 자부심이 있었다.

친정, 남편, 자식 모두 잘 되기까지 고비도 많았지만 포기하지 않고 열심히 노력한 자신이 자랑스러웠다. 다만 인정하기 싫은 자신의 모습이 있었다. 내가 없는 것 같은 기분이 바로 그것이었다. 또 나의 희생을 가족이 몰라줄 때도 화가 났고, 그때마다 술로 화를 달랬다. 가족들에게 화를 내는 것보다는 혼자 조용히 술을 마시면서 푸는 게 낫다고 생각했기 때문이다.

하지만 언제부터인가 술이 과해지기 시작했다. 한 번 마시면 만취할 때까지 멈출 수가 없었고 그런 자신이 너무 싫어 절대 술을 마시지 말자고 다짐해도 힘든 일이 생기면 여지없이 술을 찾았다. 그런 일상이 반복되면서 자식들조차 엄마에게 실망감을 드러내자 적극적으로 알코올 중독을 치료하고자 한의원을 찾았다.

중독의 근원도 '화병'이다. 다행히 알코올 중독은 해독환과 침 치료로 좋아질 수 있다. 다만 또다시 중독에 빠지지 않으려면 자신을 있는 그대로 사랑해야 한다.

"더 이상 자신을 책망하지 마세요. 있는 그대로의 자신을 사랑하세요."

그 말을 듣고 윤해주 씨는 깜짝 놀랐다. 보통 나보다 다른 사람을 먼저 배려하고 챙기는 사람들은 다른 이에겐 관대하지만 자신에게는 가혹한 경우가 많다. 그녀도 마찬가지였다. 스스로 책망하지 말라는 말을 듣고서야 그동안 자신이 얼마나 스스로 엄격한 잣대를 들이대고 책망했는지를 깨달았다고 했다. 돌이켜보면

술도 주로 스스로를 책망할 때 마신 것 같다고 했다.

술을 지나치게 많이 마셔 중독이 된 상태는 바람직하지 않다. 중독에서 벗어나야 한다. 그러려면 술에 중독된 나 자신을 질책하고 부정하지 말고 받아들이고 인정해주어야 한다. 절대 인정하기 싫은 모습일 수 있지만 그 모습 또한 '나'이다. 멋진 모습만이 내가 아니라 내가 싫어하는 모습도 부인할 수 없는 나인 것이다. 술에 중독된 나를 있는 그대로 인정해야 좀 더 나은 모습으로 가기 위한 새로운 시작을 할 수 있다.

나를 부정하면 한 발자국도 더 나갈 수가 없다. 애써 잊은 척해도 화를 증폭시키고 나를 괴롭히는 요인은 그대로 잠재되어 있다. 언제든 비슷한 상황이 되면 또다시 고개를 든다. 나를 있는 그대로 인정하고 사랑해야 나를 객관적으로 보고 어떻게 해야 좋은 방향으로 갈 수 있는지를 알 수 있다.

나와 대화하는
시간이 필요하다

《5가지 사랑의 언어》의 저자 개리 채프먼은 사랑의 언어를 ①인정하는 말 ②선물 ③봉사 ④함께하는 시간 ⑤스킨십, 5가지로 구분했다. 이 5가지는 모두 사랑을 표현하는 언어이다. 하지만 사람에 따라 강렬하게 반응하는 언어가 다르다. 어떤 사람은 인정하는 말을 들었을 때 사랑받는다고 느끼고, 어떤 사람은 선물을 받았을 때 더 큰 사랑을 느낀다.

천인지 관점에서 5가지 언어 반응을 구분하기는 어렵다. 우리에겐 천인지가 다 있어서 5가지 언어에 다 반응할 수 있기 때문이다. 천인지 각각 좀 더 반응하는 언어가 있을 수는 있지만 천인지 못지않게 살아온 환경과 경험도 많은 영향을 미치기 때문이다.

그럼에도 분명 사람마다 더 많이 반응하는 언어가 있다. 충분히 사랑을 표현했다고 생각하는데, 정작 상대방은 사랑을 느끼지 못해 오해가 생기는 경우가 많다. 상대방이 어떤 사랑의 언어에 반응하는지를 모른 채 일방적으로 내 언어로 표현했기 때문이다. 상대방이 사랑을 받는다고 느끼게 하려면 그 사람의 언어로 표현해야 한다. 인정하는 말과 봉사는 '인'에 해당하고, 선물과 스킨십은 '지'에 해당하고, 함께하는 시간은 '천'에 해당한다. 보통 남성에게는 인정하는 말과 스킨십이, 여성에게는 함께하는 시간과 봉사가 사랑의 언어로 주로 나타나는 경향이 있지만, 이 역시 개개인의 경험과 가치관 그리고 성향에 따라 다를 수 있다. 결국 우리 마음의 천인지 모두를 채워주는 5가지 사랑의 언어를 골고루 구사하는 것이 더욱 바람직할 것이다. 그리고 상대방에게 5가지 사랑의 언어를 구사했을 때 상대의 반응을 보고 상대가 기뻐하는 언어를 좀 더 중시해서 표현하면 관계가 더 좋아질 것이다.

나를 사랑할 때도 마찬가지이다. 내가 무엇을 좋아하고 싫어하는지를 알아야 나를 제대로 사랑해줄 수 있다.. 생각보다 사람들은 스스로에게 무심하다. 우리 몸은 이상이 생기면 어떤 형태로든 신호를 보내지만 대부분 신호를 무시한다. 그러다 초기에 대응하면 금방 치료할 수 있는 병을 키워 오랫동안 고생하는 경우가 많다.

자신의 감정을 살피는 일은 더 서툴다. 특히 화, 분노, 슬픔, 우울과 같은 부정적인 감정은 더 어떻게 대해야 하는지 모른다. 부정적인 감정에 오래 시달리는 것이 싫어 억지로 감정을 누르거나 아닌 척 외면한다. 감정은 알아차려 주지 않으면 몸속에 그대로 남는다. 또한 억지로 외면하다 보면 어느 순간부터는 감정에 무감각해져 화가 났는지도 모를 수 있다. 비록 내가 인지하지 못하더라도 그 감정은 분명히 내 몸과 마음에 저장되어 각종 질병을 부를 수 있으므로 더 위험하다.

나를 알고 제대로 사랑하기 위해서는 시간이 필요하다. 내 감정을 돌아보고, 스스로에게 묻고 답하면서 대화하는 시간을 가져야 한다. 나와 대화하는 시간은 구체적으로 정하는 것이 좋다. 막연하게 시간 날 때 나와 대화를 해보자고 하면 안 된다. '하루에 한 번, 잠자리에 들기 전 30분간 나와 대화하기'처럼 대화 주기와 시간을 명확하게 정해놓아야 실행에 옮기기 쉽다.

천인지 관점에서 보면 나와 대화하는 시간은 천의 영역에 해당한다. 한의학에서는 인간을 소우주라 보는데 그런 소우주를 이해하고 알아가는 과정은 광활한 우주인 천을 알아가는 것과 같다. 하루 24시간을 기준으로 보면 밤에 잠을 자는 시간이 천에 해당한다. 따라서 가능한 한 천이 열리는 시간인 잠자기 전에 나와 대화하는 시간을 가지면 좋다.

나와 대화하는 시간을 따로 마련하는 것도 중요하지만 대화하는 방법도 중요하다. 대화는 지의 방식으로 하는 것이 좋다. 천이 형이상학적이라면 지는 형이하학적이다. 손에 잡히고, 눈에 보이는 구체적인 형태가 지이다. 이런 지의 속성처럼 질문을 구체적으로 정확하게 해야 애써 만든 나와의 대화 시간에 답을 찾을 수 있다.

나와의 대화가 오랫동안 쌓여 있던 화를 푸는 것이 목적이라면 감정을 돌아보는 것부터 대화를 시작해도 괜찮다.

"오늘 하루 기분이 어땠어?"

"피곤해, 기분이 안 좋았어."

"왜? 무슨 일이 있었어?"

"음 글쎄……. 아, 오늘 누굴 만났는데, 그 사람이 한 말 때문에 기분이 나빴어."

"무슨 말을 했는데?"

"마치 내 능력을 의심하는 듯한 말이었어. 나를 알지도 못하면서 의심부터 하는데 몹시 언짢더라고."

"그럼 어떻게 하는 것이 좋을까?"

"안 만나면 그만이지 뭐. 그런데 한편으로는 만나서 내 능력을 확인시켜주고 싶은 마음도 있어."

이런 식으로 구체적으로 하나하나씩 묻고 대답하다 보면 자신의 감정을 돌아볼 수 있고, 그 감정을 어떻게 처리해야 하는지도 스스로 고민하고 답을 찾아 나갈 수 있다.

무엇보다 나와의 대화는 솔직해야 한다. 다소 유치해도 자신의 감정을 인정해주고, 왜 그런 감정이 생겼는지 솔직하게 이유를 이야기해야 진정한 내면의 나를 만날 수 있다.

미안해, 고마워, 사랑해!
자기애를 회복시켜주는 마법의 언어

화가 가득 차 있는 사람들은 대부분 자신을 사랑하지 않는다. 스스로를 못마땅해하고 미워한다. 그러면서 정작 자신을 미워하고 혐오하는지도 모른다. 과연 내가 나를 인정하고 사랑하고 있는지를 알 수 있는 방법이 있다. 간단하다. 자신의 장점과 단점을 생각해보면 된다. 만약 장점은 잘 생각나지 않는데, 단점만 줄줄이 생각난다면 자기 사랑이 부족하다고 봐야 한다.

나를 아주 좋아하지도 않지만 그렇다고 많이 미워하거나 싫어하지 않는다면 나와의 대화가 가능하다. 하지만 자기에 대한 미움과 혐오가 있으면 나와의 대화가 쉽지 않을 수 있다. 나를 미워하는 사람과는 말을 섞고 싶지 않은 것과 같은 이치이다.

내면의 내가 대화하고 싶어 하지 않는다면 대화할 마음이 생기게끔 하는 것이 우선이다. 바로 '미안해', '고마워', '사랑해' 세 마디를 계속하는 것이다. 세 마디 중 미안하다는 말을 제일 먼저 해야 한다.

"미안해, 미안해, 미안해."

진심을 담아 스스로에게 미안하다고 말하면 어느 순간 내 몸과 마음이 나에게 말을 하기 시작한다. 내면의 '나'가 하는 소리가 들리는 시기는 사람마다 다르다. 하루, 이틀 만에 들릴 수도 있고, 일주일이 지나야 들릴 수도 있다. 시간이 얼마가 걸리든 내면의 소리가 들릴 때까지 계속 말을 걸어야 한다. 그러면 드디어 내면의 나가 묻는다.

"미안하다고? 뭐가 미안해?"

"남한테는 잘하면서 나한테는 좋은 것 못 사주고, 맛있는 것 못 사줘서 미안해."

"바쁘다는 이유로 제대로 쉴 시간도 안 주고 매일 혹사만 시켜서 미안해."

무엇이 미안한가를 생각해보면 미처 생각지 못했던 이유가 나올 것이다. 정말 미안하다면 또다시 미안한 일을 만들지 않아야 한다. 말로만 미안하다고 하면 안 된다. 매일 혹사시켜서 미안하다면 나에게 쉴 수 있는 시간을 마련해주어야 하고, 좋은 것 사주지 못해 미안하다면 좋은 것을 사줘야 한다. 잘못해서 미안한 만큼 더 이상 나에게 미안하지 않도록 잘해주어야 한다. 자신에게 "미안해"라고 말함으로써 자기에게 해주어야 할 미션이 생기는 것이다.

"미안해" 다음에는 "고마워"라고 말해야 한다. 방법은 똑같다. "고마워"라고 말하면 내면의 나가 "무엇이 고마워?"하고 물을 것이고, 질문에 대답하다 보면 답이 나올 것이다.

"성실하게 일해주어 고마워."

"짜증 나는 일이 많은데 늘 긍정적으로 생각해줘서 고마워."

나에게 고마워하는 것들은 모두 나의 장점이다. 장점은 더 살려줘야 한다. 스스로에게 고마워하는 것들은 더 잘해주고, 더 강화시킬 방법을 찾아본다. 당장 나에게 고마운 일이 생각나지 않을 수도 있다. 고마운 일이 없을 수 없다. 그러나 찾아보면 분명 있다.

"미안해"와 "고마워" 다음에는 마지막으로 "사랑해"라고 말해준다. 진심으로 미안해, 고마워를 말하면서 그동안 자신에게 얼마나 소홀했는지를 알면 "사랑해"라는 말이 자연스럽게 나올 것이다. 말로만 사랑하는 것이 아니라 그동안 스스로를 괴롭혔던 미움과 혐오를 거두고, 그 자리를 자기 사랑으로 채우게 된다.

나에 대한 미움이 사랑으로 바뀐 것은 어떻게 알 수 있을까? 자기의 장점을 이야기해보면 된다. 주저하지 않고 바로 줄줄이 장점을 나열할 수 있다면 자기애를 회복한 것이다. 만약 여전히 자신의 장점보다 단점이 더 먼저 떠오른다면 더 많이 "미안해", "고마워", "사랑해"라고 말해주어야 한다. 사랑받지 못해 서운해하던 내면의 나가 마음을 풀고 행복해할 때까지 말이다.

나와의 스킨십이 자기애를 키운다

스킨십은 강력한 사랑의 언어 중 하나다. 굳이 말을 하지 않아도 스킨십을 통해 사람들은 사랑받고 있음을 확인한다. 사랑과 스킨십은 동전의 양면과도 같다. 사랑하면 스킨십은 자연스럽게 따라온다. 사랑의 감정이 생기면 손 잡아보고 싶고, 안고 싶고, 뽀뽀하고 싶어진다.

때론 스킨십이 사랑을 키우기도 한다. 별다른 감정을 느끼지 못했었는데, 스킨십을 한 후 자신도 몰랐던 감정을 확인하기도 하고, 스킨십을 반복하면서 점점 더 사랑에 빠지게 되는 경우도 많다. 그만큼 사랑에 있어 스킨십은 중요한 역할을 한다.

스킨십은 꼭 상대가 있어야만 할 수 있는 것은 아니다. 나를 사랑하고 싶다면 스스로 스킨십을 하면 된다. 의식하든, 의식하지 않든 우리는 매일 내 몸을 만진다. 최소한 세수하거나 샤워를 할 때는 짧게라도 스킨십을 하는데, 조금만 더 발전시키면 된다.

그냥 아무 생각 없이, 습관적으로 만지면 별 효과가 없다. 나는 세수한 다음 거울을 보고 얼굴을 만져주면서 "예쁘다"고 말해준다. 샤워를 한 후 오일이나 로션을 발라줄 때도 대충 바르지 않고 구석구석 꼼꼼히 발라주면서 "사랑해" 혹은 "고마워"라고 말한다.

처음에는 말이 잘 나오지 않을 것이다. 나도 처음에는 내 몸에게 말을 걸며 스킨십을 하는 것이 어색하고 쑥스러웠다. 하지만 그냥 스킨십만 할 때와 진심으로 말을 하면서 할 때는 내면의 나가 반응하는 정도가 다르다. 당연히 손으로 만져주면서 말을 할 때 내면의 나는 더 큰 사랑을 느끼며 행복해한다.

"사랑해", "고마워"보다 좀 더 구체적으로 말을 해주면 더 좋다. 나는 손을 마사지해줄 때는 "내가 너 하고 싶은 것 다 하게 해줄게"라고 말하고, 발을 마사지할 때는 "내가 너 가고 싶은 곳 어디든 갈 수 있게 해줄게"라고 말한다.

자기가 원하는 방향으로 사는 사람들은 드물다. 대부분 상황에 끌려 원치 않은 방향으로 삶이 흘러가도 어쩔 수 없는 일이라며 합리화한다. 하지만 손과 발에게 사랑을 듬뿍 담아 원하는 대로 할 수 있게 해준다고 말하면 내면의 나는 새로운 꿈을 꾼다. 실제로 나는 몇 년 전부터 셀프 마사지를 하면서 내 몸에게 말을 걸었는데, 그 말들이 대부분 현실이 되었다.

있는 그대로의 나를 인정하고 사랑해야 하지만 미래의 내가 지금보다 더 나은 모습으로 살기를 원한다면 매일 나를 안아주고 사랑해주자. 매일 스킨십을 하면서 진심으로 나를 위한 말을 해주면 내 모습은 점점 사랑스러워질 것이다.

천인지를 알면
자기애를 회복하기가 쉽다

천이든 인이든 지든 충분한 사랑을 받고 자란 천인지는 화병에 잘 걸리지 않는다. 자존감과 자기애가 강하기 때문이다. 자존감을 형성하는 데 절대적으로 중요한 시기가 생후 만 3년까지이다. 그리고 길게 잡으면 만 12년까지가 중요한 시기이다. 이 기간에 충분한 사랑을 받으면 이후 상처를 받아도 쉽게 무너지지 않는다.

부모로부터 충분한 사랑을 받지 못했어도 후천적으로 스스로 노력하면 얼마든지 자존감과 자기애를 가질 수 있다. 하지만 스스로도 자신을 사랑하지 않았다면 자존감이 떨어져 작은 일에도 쉽게 상처를 받고, 더더욱 자기를 사랑하기가 어려워진다.

나를 사랑하기 위해서는 먼저 나 자신을 이해해야 한다. 내가 다른 사람과 어떻게 다른지를 알면 나를 있는 그대로 인정하고 사랑하기도 쉽다. 나는 내가 천인지 중 '인'이라는 것을 알기 전에는 스스로에 대한 의문이 많았다.

인은 사람들과 만나고 소통하는 것을 좋아한다. 그런 인이기에 한의원을 운영하면서 환자들을 만나 공감하고 치료하는 일이 힘들지 않았다. 그런데 BNI라는 네트워크 모임에 나가면서 내가 너무 제한된 인간관계 속에 갇혀 있었다는 것을 알았다. BNI는 비즈니스를 하는 사람들이 서로 돕는 네트워크인데, 그곳에 있으면 마치 물 만난 고기처럼 신이 났다.

이후 팟캐스트를 진행했는데, 이 또한 나를 춤추게 했다. 원래도 말하는 것을 좋아했지만 내가 말을 센스 있고, 재미있게 잘할 수 있다는 것을 팟캐스트를 진행하며 확인할 수 있었다. 말을 잘하는 것은 인의 특징이다.

이 밖에도 천인지를 알고 난 후 나의 행동, 성격이 상당 부분 이해가 되었다. 나는 강의를 들어도 합리적으로 조곤조곤 설명을 잘해주는 강사를 선호한다. 모임에 가도 사람들이 이해가 안 되는 엉뚱한 이야기를 하면 내가 있을 곳이 아니라는 생각이 든다.

운동을 해도 한 가지를 오래 못 했다. 3달쯤 지나면 지루해져 다른 운동을 찾았다. 수도 없이 여러 운동을 시도한 후 지금은 걷기와 골프를 꾸준히 하고 있다. 시행착오 끝에 내가 좋아하는 시그니처 운동을 찾은 셈이다.

천인지를 알기 전에는 "왜 나는 진득하게 운동을 못 하지?"하며 스스로를 책망하기도 했다. 하지만 인이 원래 재미가 없으면 금방 싫증을 느끼는 유형임을 알고 인정할 수 있게 되었다. 또한 한 가지를 오래 못하고 여러 가지를 경험하려 하는 것도 다양한 경험을 통해 판단하려는 인의 속성 때문이었음을 알았다.

이처럼 나의 특성을 알면 자기애를 회복하기도 수월하다. 물론 자기애를 회복하는 방법은 천인지가 무엇이든 비슷하다. 하지만 좀 더 천인지 각각에게 도움이 되는 방법이 있다.

천은 크고 높은 가치관을 추구하는 사람이다. 무한한 우주와 하늘을 바라보는 사람들이어서 그 넓은 세계를 채우려면 형이상학적인 가치가 필요하다. 즉 박애, 인간에 대한 연민, 신의 사랑 등이 채워졌을 때 존재의 의미를 느끼고 자신을 사랑할 수 있다. 그래서 천에게는 '봉사'가 도움이 된다. 물론 천이 아닌 사람들도 봉사를 하면 천의 영역이 발달하면서 더 크게 자신을 사랑할 수 있다.

봉사가 자기애를 회복하는 데 도움이 되는 이유는 봉사를 하면서 자기유능감을 확인할 수 있기 때문이다. 자기를 미워하는 사람들은 자신의 능력을 인정하지 않는다. 능력이 없어 할 수 있는 일이 없다고 여기고 남을 돕는 일은 더더욱 자신 없어 한다. 하지만 봉사를 하면 자신이 갖고 있는 것으로 남을 도울 수 있다는 것을 확인하면서 스스로를 다시 돌아보게 된다.

인은 천인지 중 가장 인정을 필요로 한다. 내가 나를 인정하는 것도 중요하지만 인은 다른 사람으로부터 인정을 받아야 비로소 사랑받고 있다고 느낀다. 그래서 인이 병들어 스스로를 사랑하고 인정하지 못할 때는 다른 사람의 도움을 받는 것이 좋다. 단 마음이 잘 맞고, 잘 통하고, 나를 예쁘다고 말해주고 사랑해주는 사람이어야 한다. 내가 싫어하는 나의 모습까지도 좋아해주고 인정해주는 사람이어야 자기애를 회복하는 데 도움을 줄 수 있다.

원래 인은 사람들과 소통하는 것을 즐긴다. 인이 사람들과 어울리는 것은 그리 어려운 일이 아니다. 나도 인이어서 환자들과 이야기하는 것을 좋아한다. 환자들과의 대화도 치료의 한 방편이다. 특히 화병 환자들은 속에 쌓아두었던 이야기를 하는 것만으로도 화병이 많이 호전된다. 환자뿐만 아니라 환자들과 이야기하다 보면 나도 많은 위로를 받는다. 하지만 아무리 인이라도 모든 사람과 잘 지낼 수는 없다. 만나면 오히려 스트레스를 주는 사람들이 있는데, 그런 사람들은 되도록 멀리하는 것이 좋다.

인은 호기심이 많고 재미를 추구하기 때문에 악기든 댄스든 재미있어하는 취미를 갖는 것도 도움이 된다. 즐겁게 취미생활을 하다 보면 그동안 스스로에게 쌓였던 불만족이 해소되면서 자신을 좀 더 긍정적인 상태로 만들 수 있다.

지는 천인지 중 가장 욕구에 충실하다. 욕구를 충분히 채웠을 때 행복하고 자신을 사랑할 수 있기 때문에 욕구를 너무 제한하면 안 된다. 욕구가 너무 지나쳐 중독으로 가지 않게 하는 선에서 지가 원하는 욕구를 적절하게 충족시켜줄 때 지는 건강할 수 있다.

아이들 중 원하는 것을 손에 넣지 못했을 때 울고 떼쓰는 아이들은 대부분 '지'이다. 지 아이들은 워낙 본능과 욕구가 강하고, 감정 표현이 분명해서 욕구에 제한을 받으면 분노한다. 천과 인 아이들은 그렇지 않다. 똑같이 제한을 받아도 천 아이들은 '아, 세상에는 내가 가지지 못하는 것이 많구나'라고 여기며 받아들이고, 인 아이들은 왜 안 되는지 질문한다.

지가 스스로를 사랑하려면 어떤 형태로든 욕구를 적절히 충족시켜주어야 한다. 특히 지는 식욕, 수면욕, 성욕 등 몸에서 올라오는 욕구에 솔직한데 이를 무시해서는 안 된다. 어떤 욕구가 있을 때 그 욕구를 채워주는 것이 가장 좋지만 여의치 않을 경우 다른 방법으로 대체하는 것도 나쁘지 않다. 예를 들어 어떤 욕구가 채워지지 않아 스트레스를 받았을 때 맛있는 음식을 먹으면서 푸는 사람들이 많다. 식욕이 남한테 피해를 주지 않으면서도 가장 쉽게 욕구를 대체하는 방법이어서 그렇다. 다만 식욕이 폭발해 과식, 폭식을 하지 않도록 조심해야 한다.

운동으로 욕구를 푸는 것도 좋다. 실행의 아이콘인 지는 움직이면서 자신의 존재를 확인하고 사랑할 수 있기 때문에 운동과 같은 행동으로 욕구를 충족시켜주면 만족도가 더 높다.

2단계_상처 주고 화나게 하는 가족을 용서하고 받아들이기

있는 그대로의 나를 인정하고 사랑하게 되었다면 2단계를 시작할 차례다. 2단계는 부모와 형제, 자매를 사랑하는 단계, 즉 가족을 사랑하는 단계이다. 2단계가 가족인 이유는 부모는 나의 생명의 뿌리이기 때문이다. 가족을 있는 그대로 받아들이는 것은 곧 나를 있는 그대로 인정하고 사랑하고 받아들이는 것과 같다.

가족은 또 다른 나라고 할 수 있다. 가족은 가장 든든한 버팀목이자 나를 응원하는 지원자이기도 하지만 타인보다 나를 더 화나게 하고 더 아픈 상처를 입히는 존재이기도 하다.

가족의 개념이 많이 바뀌기는 했지만 여전히 가족은 선택하기보다는 운명처럼 맺어지는 경우가 더 많다. 그만큼 화의 근원이 가족일 때는 화를 풀고 화병을 치유하기가 어려울 수 있다. 최악의 경우 밖에서 화를 유발하는 사람이 있다면 연결 고리를 끊을 수 있지만 가족은 인연을 끊고 싶다고 쉽게 끊을 수 있는 존재가 아니기 때문이다.

그렇다면 방법은 하나, 나를 화나게 하는 가족이 있다면 인정하고 용서하는 과정을 통해 '화'에서 벗어나야 한다. 나를 화나게 했다고 계속 미워하기만 한다면 내 안에 쌓여 있는 화가 사라지지 않기 때문이다. 이는 그 가족을 무조건 받아들이고 보듬어야 한다는 뜻은 아니다. 내가 감정적으로 용서하려 시도하는 것을 뜻하며, 만약 상대가 계속 나를 힘들게 한다면 물리적으로는 거리를 두면서 마음으로는 화라는 감정에서 멀어지는 것을 뜻한다. 더 나아가서는 용서하기로 선택하고 결정하는 것이다.

화는 내 몸속에 존재한다. 그걸 인정하고 알아차려야 몸 밖으로 보낼 수가 있다. 그러므로 내가 그 화를 인정할 때 화는 내 몸 밖으로 나갈 수 있다. 용서는 남을 위한 것이 아니다. 나를 위한 것이다.

완벽한
가족은 없다

천인지 관점으로 보았을 때 가족 중 아버지는 천(하늘), 엄마는 지(땅)이다. 자녀는 하늘의 상징인 '해'와 땅의 상징인 '달'이 만들어낸 '별(星=日+生)'로 인에 속한다. 천인지는 서로 조화를 이룰 때 가장 이상적이다. 남들이 보았을 때 화목해 보이는 가족은 대부분 아버지는 아버지대로, 엄마는 엄마대로, 자녀는 자녀대로 자기 역할에 충실하고 서로를 존중하고 사랑하는, 한 마디로 천인지가 잘 조화를 이룰 수 있도록 노력한다.

사실 완벽한 천인지를 자랑하는 가족은 없다. 아주 심각한 문제는 없더라도 저마다 크고 작은 문제를 안고 산다. 부모가 아무리 자식을 사랑해도 자식에게 화가 나서 미워질 때가 분명 있다. 자식 입장에서도 언제나 부모가 좋을 수는 없다. 부모가 자신을 사랑한다는 것을 알아도 원망하고 서운할 일이 수도 없이 많다.

나를 있는 그대로 사랑해야 화에서 벗어날 수 있듯 가족 역시 있는 그대로의 모습을 인정하는 것이 중요하다. 완벽한 가족은 없기 때문에 좋은 모습으로 완성된 가족만을 인정하고 사랑하려고 한다면 2단계를 진행하는 것 자체가 불가능하다.

가족이라도 싫은 모습이 있는 것은 당연한 일이다. 싫다고 화를 낸다고 달라질 것은 없다. 가족들 간의 불화를 가중시키고 더 큰 화를 불러올 뿐이다. 모든 가족은 완전하지 않다는 것을 인정하고, 있는 그대로의 가족을 받아들이기 위해 시도하는 것이 중요하다.

가족의 잘못을 받아들여야
나와도 화해할 수 있다

"제게 부모는 남보다도 못한 존재예요. 할 수만 있다면 아예 인연 끊고 살고 싶어요."

환자들을 진료하다 보면 부모에 대한 미움과 원망을 품고 사는 분들을 종종 만난다. 그분들 중 상당수는 미움만 있는 것이 아니라 애정도 갖고 있다. 애증이 있는 관계라면 부모에 대한 미움을 없앨 수 있는 가능성이 크다. 하지만 아예 인연을 끊고 싶을 정도로 깊은 상처를 준 부모를 받아들이기란 쉬운 일이 아니다. 생물학적으로만 부모일 뿐, 부모의 역할을 전혀 하지 않는 나쁜 부모도 많다. 그런 부모를 둔 환자들은 부모를 사랑해야 한다고 말하면 대부분 거부반응을 보인다.

"왜 제가 상처만 준 부모님을 이해해야 하죠?"

이성적으로는 부모를 용서해야 한다고 생각해도 오랫동안 쌓인 부모에 대한 미움과 화를 없애기란 쉽지 않다. 부모로서 당연히 해야 할 역할과 책임을 다하지 않은 부모를 용서해야 한다고 생각하면 더 큰 화가 치밀어오를 수도 있다.

우리는 용서에 대한 오해를 풀어야 한다. 상대가 지은 잘못을 용납하고 이해하는 게 용서가 아니라 그 사람을, 우리에게 일어난 일을 있는 그대로 인정하는 것이 바로 용서다. 실수나 죄 등을 저지른 그의 가치관을 인정하고 받아들이는 것이 용서가 아니라 그렇게 선택하고 행한 그 사람을 있는 그대로 인정하고 받아들이는 것이 용서이다. '그래, 아버지는 (또는) 어머니는 내게 잘못했어.' 여기서 '왜?'는 필요하지 않다. '그래서 내가 어떻게 해야 하지' 같은 질문도 필요하지 않다. 더해 보면 돌아오는 것은 커진 화뿐이기 때문이다. 이렇게 잘못을 인정하면 그 사건이 비로소 일단락되고 내가 자유로워지는 틈이 생긴다. 이것이 바로 용서이다.

나에게 일어난 일을 있는 그대로 인정하고 받아들이고, 상대방이 나에게 잘못한 것, 또는 내가 나에게, 또는 내가 상대방에게 잘못한 것 그것을 있는 그대로 인정하는 것이다. 그에 대한 이성적인 정리와 판단을 내릴 수 있으면 내리고, 내리기 어려우면 하늘에 맡겨두며, 그 일이 일어난 것을 다만 인정하고 그다음엔 과거 그 일이 일어난 시간과 공간으로 보내주는 것이 바로 용서이다. 지금 내가 살고 있는 현재에 다시 끌고 와 내 마음이 동요되는 것이 아니라, 그 일을 그때의 시간과 공간으로 보내주고, 현재의 나는 오늘의 나로 오롯이 있는 것이 바로 용서이다.

용서와 나를 보호하는 것은 따로따로

나에게 상처를 주었던 부모를 인정하고 사랑한다는 것은 '용서'를 전제로 한다. '용서'는 궁극적으로는 나를 위한 것이다. 표면적으로는 부모를 용서하는 형태로 나타나지만 부모를 용서함으로써 내 마음속에 가득 차 있던 미움과 분노를 없애 평온을 찾고 새로운 삶을 시작할 수 있기 때문이다.

하지만 용서한다는 것이 계속 상처가 나도 참아야 하는 것을 의미하지는 않는다. 술만 마시면 무자비한 폭력을 휘두르는 아버지는 용서해야 하지만 그런 아버지와 계속 같은 공간에 머물며 상처 입을 필요는 없다. 나이가 어려 혼자서는 생활할 수 없다면 어쩔 수 없지만 그런 상황이 아니라면 아버지와 거리를 두어 나를 보호해야 한다.

형제도 마찬가지이다. 걸핏하면 돈을 빌려달라고 괴롭히는 형제가 있다면 역시 피해야 한다. 싫어도 형제니까 부모니까 숙명처럼 받아들이고 무리한 요구를 계속 받아주며 나를 아프게 해서는 안 된다. 용서는 결국 나를 위한 것인데, 용서 때문에 내가 더 힘들어지는 상황은 바람직하지 않다. 나를 보호할 수 있을 만큼은 거리를 두는 것이 좋다.

그렇다고 완전히 인연을 끊으라는 말은 아니다. 어디까지나 내가 더 이상 상처받지 않는 선에서 거리를 두고, 가족을 챙겨야 한다. 자주 보지는 않더라도 진심으로 부모와 형제가 좋은 모습으로 변화될 수 있도록 응원해주어야 한다.

연예인 중 꽤 오랫동안 부모와 거리를 두고 사는 연예들이 많다. 트로트 여왕으로 사랑받는 여가수도 그렇고, 패셔니스트이자 연기파 배우인 여배우도 그렇다. 둘 다 부모가 자식에게 경제적으로 큰 피해를 입혀 어쩔 수 없이 안 보고 살게 된 경우다.

자식이 고생하며 번 돈을 하루아침에 날리거나 자식의 유명세를 앞세워 돈을 빌리는 부모에게 화가 나는 것은 당연하다. 화가 나도 부모니까 용서하고 대신 책임을 졌는데, 또다시 비슷한 사건이 되풀이된다면 어떻게 해야 할까? 부모가 전혀 변하지 않는데, 계속 그 피해를 감수하다 보면 자식이 돌이킬 수 없는 상처를 입을 수 있다. 나를 보호하기 위해서라도 부모와 거리를 두는 것이 맞다.

비록 물리적인 거리를 두어도 마음속으로 용서하고 사랑하면 가족도 서서히 변할 수 있다. 가족이 좋은 방향으로 변하기 시작하면 그만큼씩 거리를 좁혀 가도 충분하다. 설령 끝내 가족이 변하지 않더라도 적어도 도저히 용서할 수 없다는 응어리를 품고 괴롭게 살지는 않아도 되니 결국은 용서는 가족이 아닌 나를 위한 것이다.

3단계_나를 화나게 하는
모든 것을 내보내기

이제 3단계로 넘어갈 차례다. 사실 한 단계를 완전히 끝난 후 다음 단계로 갈 필요는 없다. 1단계를 하다 어쩐지 제자리걸음만 하는 것 같으면 2단계로 넘어갔다 다시 1단계로 돌아와도 된다. 1 · 2단계를 동시에 해도 괜찮다.

3단계는 나와 가족이 아닌 타인을 용서하고 사랑하는 단계이다. 앞에서 이야기했듯이 1, 2, 3단계를 꼭 순차적으로 할 필요는 없지만 나를 인정하고 사랑하지 않는 상태에서 남을 사랑하기란 쉽지 않다. 1단계가 어느 정도 된 후에 3단계를 해야 순조롭다.

내 몸의 화를 비워야
애기愛氣가 채워진다

한의학에서는 모든 것을 '기氣'로 본다. 사람을 살리는 기가 있는
가 하면, 사람을 죽이는 기가 있는데 사람에게 흐르는 기는 애기,
즉 사랑의 기운으로 본 것이다. 또한 우리는 남녀의 사랑의 결실
로 태어난 생명을 '애기'라 부른다. 결국 애기는 사랑의 기운이면
서 동시에 생명 에너지인 셈이다.

우리 몸은 생명 에너지가 충만할 때 몸과 마음이 건강할 수 있
다. 이 생명 에너지는 천인지 경락을 따라 움직이면서 다른 모습
으로 나타난다. 천경락을 흐를 때는 가치와 책임감의 에너지로,
인경락에서는 서로 소통하고 조화를 이루는 에너지로, 지경락에
서는 생산하고 열매를 맺고 열심히 일하는 에너지로 드러난다.
마치 빛의 삼원색처럼 본질은 같지만 천인지 세 가지 모습으로
우리 몸을 돌면서 사랑과 생명의 기운을 불어넣어 준다.

그런데 몸에 애기가 아닌 사기邪氣가 차면 몸과 마음이 병든
다. 천인지 한의학에서는 이 사기를 가식성과 부정성으로 표현한
다. 가식성은 인의 병으로 내가 나를 속이고, 남을 속이는 것을,
부정성은 지의 병으로 내가 나를 거절하고, 내가 다른 사람을 거
절하는 것을 말한다.

나와 남을 속이고 부정하면 화, 분노, 우울, 절망, 시기 등의

부정적 에너지가 증폭돼 몸과 마음에 저장된다. 이 부정적 에너지가 쌓이면서 몸이 조금씩 틀어지고 순환이 안 되면서 병이 생기는 것이다. 특히 부정 에너지는 공간의 무한한 에너지를 공급받는 통로를 막기 때문에 꼭 밖으로 빼주어야 한다.

공간에 에너지가 있다고 하면 의아해하는 분들이 많다. 하지만 공간에 에너지가 있다는 것은 한의학에서뿐만 아니라 물리학에서도 인정한 사실이다. 러시아 물리학자인 바딤 젤란드가 쓴 《리얼리티 트랜서핑》이라는 책에서는 공간에 존재하는 에너지를 우주에너지, 프리에너지라 부른다.

거창하게 한의학이나 물리학으로 접근하지 않아도 공간에 에너지들이 존재한다는 것은 일상에서도 확인할 수 있다. 밝고 긍정적인 사람들을 만나면 우울했던 기분이 좋아진 경험을 한 적이 있을 것이다. 반대로 침울하고 어두운 사람들이 가득한 공간에 있다 보면 특별히 안 좋은 일도 없는데 기분이 가라앉는 느낌이 들 때가 있다. 이는 공간의 기운이 우리 몸과 마음에 분명한 영향을 미친다는 것을 의미한다.

우리 몸에는 기가 순환하는 12개의 통로가 있다. 이것이 12경락이며, 12경락과는 별도로 기를 받아들이고 내보내는 8개의 기경맥이 존재한다. 독맥督脈, 임맥任脈, 충맥衝脈, 대맥帶脈, 양교맥陽蹻脈, 음교맥陰蹻脈, 양유맥陽維脈, 음유맥陰維脈 등이며, 이를 기경팔맥이라 한다.

12경락이 내 몸 안에 존재하는 내 것이라면, 기경은 나를 통과하는 것일 뿐, 내 것이 아니다. 좀 더 쉽게 이야기를 하면 12경락은 내가 먹거나 마음에서 만들어낸 에너지를 순환시킨다. 반면 기경은 내 몸 밖에 있는 에너지, 즉 공간에 있는 에너지를 내 몸 안으로 받아들이는 통로이다.

12경락에서 순환되는 에너지만으로 부족하면 우리 몸은 기경을 통해 바깥에 있는 에너지를 끌어다 보충한다. 공간에 존재하는 에너지는 폐를 통해서도 공급되지만 기경맥이 기본 통로 역할을 한다. 기경맥 중에서도 내 마음과 감정의 중심선이고 음류의 중심선이면서 바깥의 양기와 만날 수 있는 통로인 '임맥'이 중요하다. 화를 비롯한 부정적 감정이 쌓이면 주로 이 임맥이 막힌다. 임맥은 생식기부터 시작해 입 쪽까지 이어지는 경맥으로 여자들의 경우 임신하면 생기는 임신선과 라인이 일치한다. 이 임맥이 뚫려 있어야 공간의 좋은 에너지를 받아들일 수 있으므로 임맥에 쌓인 부정 에너지를 밖으로 내보내야 한다.

타인은
나의 거울이다

"요즘 나를 정말 짜증 나게 하는 사람이 있어."
지인이 불편한 심기를 드러내며 하소연했다. 얼굴에 짜증이 잔뜩

묻어있는 것을 보니 화가 나도 단단히 난 모양이었다.

"왜? 무슨 일 있어?"

"글쎄. 처음 입사했을 때부터 같이 일했던 선배인데 걸핏하면 놀아달라고 그래. 바쁘다고 눈치를 줘도 알면서도 모르는 척하는 건지 원. 아직 젊은 나이인데 할 일이 없으면 찾아야지, 빈둥거리는 거 보면 속 터져."

지인은 얼굴까지 벌게지면서 열변을 토했다. 워낙 성실하고 일을 좋아하는 사람이라 베짱이처럼 놀기 좋아하는 사람을 보면 화가 나는 것이 당연해 보일 수 있다. 하지만 내가 다른 누군가의 모습에 화가 난다면 그 모습이 나에게도 있다고 생각해야 한다. 그런 이야기를 해주니 지인은 펄쩍 뛰며 기분 나빠 했다. 자신이 그토록 싫어하는 모습이 사실은 자신의 모습이라는 것을 인정할 수 없었던 것이다.

프랑스의 심리학자인 라캉Lacan은 '사람은 스스로 자신의 모습을 볼 수 없고, 타인이라는 거울을 통해서만 자신의 모습을 볼 수 있다'고 했다. 이것이 그 유명한 거울 이론인데, '타인이 곧 나의 거울'이라는 것을 이해하면 화를 가라앉히고 없애는 게 수월해진다.

'거울이론'은 서양에서 체계화한 이론으로 많이 알려져 있지만 한의학에서는 처음부터 '거울이론'을 바탕으로 하고 있다. 한의학의 '천인상응天人相應'은 "하늘과 사람이 마치 거울을 사이에 둔 것처럼 꼭 닮았다"는 의미다. 동의보감에서도 머리가 둥근 것은 하늘을 닮은 것이고, 발이 모난 것은 땅을 본받은 것이며, 하늘의 사계절은 사람의 사지(팔다리)와, 하늘의 오행은 사람의 오장과 상응한다고 했다.

한의학의 바탕은 '천문'이라 해도 과언이 아니다. 별의 움직임을 보고 땅의 움직임을 파악하는 천문은 그 자체가 거울이론이나 마찬가지다. 그래서 사람을 우주와 똑같은 소우주로 보고, 우주가 움직이는 원리와 사람이 움직이는 원리를 동일하게 본 것이다. 천인지를 구분하는 중요한 12개 경락도 하늘의 12운성의 별자리 움직임이 인체에 구현된 것이라 할 수 있다.

거울은 없는 것을 보여주지 못한다. 타인은 나의 거울이기 때문에 나에게 없는 모습은 타인에게서 볼 수가 없다. 나는 거울이론을 알기 전에는 평일 낮에 서점에서 책을 보는 사람들이 싫었다. 나와는 상관도 없는 사람인데 책에 심취해 있는 모습을 보면 왠지 기분이 나빠졌다. 왜 그랬을까 생각해보면 나에게도 한적한 서점에서 실컷 책을 보고 싶은 마음이 있었기 때문이었던 것 같다. 하지만 평일 낮에는 진료하느라 꼼짝도 못 하는 나로서는 이룰 수 없는 꿈이어서 부러워 질투가 났던 것이다.

좋은 점도 마찬가지이다. 내가 누군가의 모습에 호감을 느꼈다면 그 역시 자기 안에 있는 모습일 수 있다. 내가 좋아하는 나의 모습이 다른 사람에게 더 많이 보이면 호감도가 더 높아진다.

예를 들어 내가 좋아하는 모습이 나에게 2정도 있고, 다른 사람에게 8정도 있다면 그 사람을 좋은 사람, 매력적인 사람으로 평가한다.

나를 화나게 하는 타인의 모습이 내 안에 있는 모습이라는 것만 알아도 감정은 순화된다. 평일에 서점에서 책을 읽고 있는 사람들을 보고 기분이 언짢았는데, '아, 나도 책을 읽고 싶었구나. 부러워서 화가 났구나'와 같이 자신의 모습을 들여다보면 상대방에게 향했던 화가 자신을 성찰하는 에너지로 바뀐다.

다른 사람을 내면의 나를 보는 거울로 생각하면 화낼 일이 많이 줄어든다. 나 역시 다른 사람을 나의 거울로 보면서 세상 편해졌다. 처음에는 인정하기 어려웠지만 나를 화나게 하는 저 모습이 나의 모습일 수 있다고 생각하니 화낼 일이 별로 없다.

모든 부정적인 감정
내보내기

내 몸에 쌓인 부정적인 감정을 없애야 사랑의 기운이 들어올 수 있다. 하지만 말이 쉽지 스스로 부정적인 감정을 없애기란 쉬운 일이 아니다. 침으로 쌓인 화를 밖으로 빼줄 수는 있지만 스스로 화를 다루는 방법을 터득하지 못하면 또다시 쌓이기 마련이다.

어떻게 하면 화병으로 고생하는 환자들이 스스로 화를 효과적으로 없앨 수 있을까를 고민하던 중 '릴리징 테크닉(Releasing Technique)'을 만났다. 릴리징 테크닉은 '레스터 레븐슨'이라는 사람이 자신의 경험을 바탕으로 만든 기법이다.

1909년 뉴저지주에서 태어나 루트거대학교에서 물리학을 전공한 그는 일찌감치 사업을 시작해 큰 성공을 거두었다. 남부럽지 않은 부를 누리던 어느 날 그는 심장질환으로 시한부 인생을 선고받는다. 그때 그의 나이 고작 43세였다. 의사는 언제 심장이 멎을지 모르니 꼭 필요한 상황이 아니면 움직이지 말라고 했다.

죽음을 직면한 그는 필사적으로 삶에 대한 근원적인 질문을 던졌고, 답을 찾았다. 그가 원하는 것은 행복이고, 행복은 사랑을 받을 때보다 사랑할 때임을 깨닫고, 자기 안에 존재하는 모든 부정적인 것들을 없애기 시작했다. 레븐슨은 모든 부정적인 것들을 '비사랑'이라 규정했는데, 불안, 공포, 분노 등의 부정적인 감정과 부정적인 판단, 싫어하는 것 등 모든 것이 다 비사랑에 포함된다.

큰 깨달음을 얻은 후 레븐슨은 자기 안에 존재하는 모든 비사랑을 없앴다. 그 결과 2주 밖에 못 산다고 사형선고를 받았던 레븐슨은 이후 42년을 더 살고 85세의 나이로 세상을 떠났다.

그동안 부정적인 감정을 없애는 수많은 방법을 접했지만 레븐슨이 만든 릴리징 테크닉에 관심이 갔던 이유는 방법이 구체적이고 누구나 쉽게 따라 할 수 있다고 생각했기 때문이다. 실제로 직접 릴리징 테크닉을 따라 해보니 효과가 좋아 만족스러웠다.

릴리징 테크닉은 간단하다. 우선 자기 마음속에 있는 부정적인 것 하나를 꺼내 그것이 얼마만큼 자신을 괴롭히는지 숫자화한다. 고통이나 괴로움은 지극히 주관적이다. 객관화된 기준으로 측정할 수가 없기 때문에 0부터 10까지 숫자를 설정하고 고통의 정도를 가늠하는 것이 최선이다. 숫자가 클수록 고통이 크다고 보고 자신의 고통이 어느 정도인지 생각해본다.

고통을 숫자화 하는 것은 현재 자신에게 내재되어 있는 부정적인 것들을 인정하는 과정이다. 모든 치유의 본질은 있는 그대로의 나를 인정하고 사랑하는 것이다. 하지만 많은 사람이 자신의 상황을 외면한다. 힘들고 고통스러워도 아닌 척 외면하며 부정하려 든다.

힘든 상황을 외면하면서 부정적인 에너지를 밖으로 내보낼 수는 없다. 인정해야 한다. 예를 들어 돈 걱정이 너무 많다면 인정해야 한다. 0에서부터 10 사이에서 어느 정도 고통인지 생각해보고 인정하면 어떻게 하면 돈 걱정을 덜 수 있을지 방법을 찾게 될 것이다. 그러면 행동할 힘이 생긴다. 분명 걱정거리가 있는데도 부정하는 것은 아이들이 이불을 뒤집어쓰고 남들이 찾지 못할 것이라 생각하는 것과 같다.

인정한 다음에는 내보내야 한다. 천천히 호흡하면서 몸 안에 가득한 탁기, 부정적인 기운을 내보낸다. 그런 다음 다시 고통의 정도가 어느 정도인지를 생각해본다. 제대로 인정하고 내보냈으면 고통의 정도가 줄었을 것이다. 고통이 0이 될 때까지 반복하면 된다.

이런 방식으로 내 안의 부정적인 에너지를 하나씩 떠올려 가며 내보낸다. 부정적인 에너지가 많을수록 다 내보내는 데 시간이 오래 걸리겠지만 꼭 필요한 과정이다.

말만 부정어를 긍정어로 바꿔도
부정 에너지가 준다

화를 생명 에너지로 바꾸려면 일단 내 안의 부정적인 에너지를 가늠하고 내보내야 한다. 하지만 내 안에 얼마나 많은 부정 에너지가 있는지 모르는 경우가 생각보다 많다. 얼마나 있는지 모르면 부정 에너지를 내보내기도 어렵다.

나는 자칭 타칭 상당히 긍정적인 사람이다. 그럼에도 최근 나에게도 내가 모르는 부정 에너지가 많았다는 것을 알게 된 계기가 있다. 2018년 11월 토니 로빈스의 New York area UPW(Unleash the Power Within) 자기계발 프로그램에 참여했다 귀국한 이후 개인 코칭을 받았다. 일주일에 한 번씩 전화로 진행되는데, 주로 내가 사용한 언어를 분석하고 태도를 교정해주는 코칭이다. 그런데 영어로 진행되는 코칭이라 '못 한다', '불편하다', '어렵다'는 말을 자주 했고 이런 나에게 코칭 선생님은 못 한다고 하지 말고 '아,

나는 영어 잘한다'와 같이 긍정어로 바꿔 말하라고 조언했다.

처음에는 실제로 잘하지도 못하면서 잘한다고 말하는 게 어색했다. 그럴 때마다 코칭 선생님은 "왜 네가 영어를 못 하냐. 넌 영어 잘한다. 그러니까 나와 대화하고 있지 않느냐"며 격려했다. 그러다 보니 차츰 적응하게 되었고 부정어보단 긍정어를 사용하는 빈도가 늘었다.

천인지 관점에서 보면 생각은 '천', 말은 '인', 행동은 '지'이다. 생각은 보이지 않는 무형의 세계에 존재하므로 '천'에 해당된다. 말은 실체로서 보이지는 않지만 생각이 밖으로 표현되고 소리로 존재하므로 중간적인 성격의 '인'에 속한다. 행동은 눈으로 확인할 수 있는 실체이므로 '지'라 할 수 있다.

천인 생각은 인인 말의 형태로 드러나기 때문에 내 안에 부정성이 얼마나 있는지를 알려면 내 말을 분석해보면 된다. 객관적으로 내 말을 분석하려면 녹음해보는 것이 좋다. 말은 습관이어서 그냥은 자신이 얼마나 부정어를 쓰는지 알기 어렵다.

녹음한 내 말 속에 부정어가 많다면 이를 긍정어로 바꿔야 한다. 말만 긍정어로 바꿔도 내 안에 있던 부정 에너지가 상당 부분 줄어든다. 말(인)이 생각(천)을 바꾸고, 행동(지)까지 선택할 수 있다는 것은 서양의학에서도 이미 여러 연구에서 입증되었다. 대표적인 것이 신경언어프로그래밍(NLP:Neuro-linguistic Programming)인데, 이는 언어(linguistic)가 신경체계(Neuro)의 상호작용이 두뇌를 가동시키고 결국 행동으로 이어진다는 접근법이다. 예를 들어 배고프다는 말이 신경체계를 통해 두뇌에 닿으면 우리 뇌는 배가 고프다는 신호를 보내 밥을 먹는 등의 행동으로 배고픔을 해결한다는 것이다.

이처럼 말은 생각을 바꾸고, 행동까지 바꿀 수 있기 때문에 부정어를 많이 사용하면 부정적인 생각, 부정적인 감정이 많아지고 부정적인 행동을 선택하기 쉽다. 뇌는 진짜와 가짜를 구별하지 못하기 때문에 "난 우울해", "화가 나서 미치겠어"라고 말하면 뇌는 정말 우울하고 화가 난 줄 알고 우울감, 분노와 같은 부정적인 에너지를 만든다. 뿐만 아니라 물건을 집어 던지거나 화를 내게 한 대상에게 폭력을 휘두르는 형태로 이어질 수 있다.

반대로 긍정어로 말을 하면 생각도 긍정적으로 바뀌고, 긍정 에너지가 많이 생긴다. 부정적인 생각과 부정적인 감정으로 꽉 차 있을 때는 억지로라도 긍정어로 이야기해보자. 그냥 단순히 단어만 긍정어로 바꾸기보다는 상황을 생각하며 가능한 한 구체적으로 긍정적인 생각으로 바꿔 말하는 것이 좋다.

"난 우울해"(실제 생각) → "그래, 난 지금은 우울한 감정이 느껴져. 그럼에도 불구하고 난 그런 나를 있는 그대로 인정하고 존중하고 사랑해. 그러나 난 앞으로는 내 삶에 우울한 감정보다 행복한 감정이 더 많아졌으면 좋겠어. 그리고 난 매일 매일을 행복하게 사는 것을 선택해. 이 생각대로 감정이 계속 따라오지 않을지라도 나는 매일 행

복함을 선택해. 매일 하면 점점 더 좋아질 거야."(긍정어로 바꾼 말)

"저 사람 정말 미워 죽겠어"(실제 생각) → "그래, 저 사람이 왜 저렇게 미울까? 내가 저 사람에게서 내 안의 미운 점을 거울처럼 본 건 아닐까? 어쩌면 내가 저 사람을 받아들이기 어려운 게, 내 안에 받아들이기 어려운 내 모습이 혹시 있는 건 아닐까? 아니면 저 사람의 저 모습이 정말 내가 부러운 건 아닐까? 어떻든 저 사람은 내게 나를 돌아보게 해 준 사람이구나. 나 스스로와 더 대화를 해봐야겠다. 그런 동기를 부여해준 사람이니 어떻든 고마운 사람이다."(긍정어로 바꾼 말)

"절대 용서 못 해"(실제 생각) → "왜 용서를 못 할까? 그러면 내가 저 사람처럼 행동할 가능성은 없을까? 내가 저렇게 행동하면 나도 용서받을 수 없는 걸까? 만약 나도 저렇게 행동해서 용서받을 수 없다면 나는 저 사람처럼 절대 행동하지 말아야겠다. 그리고 저 사람은 앞으로 꼭 피해야겠다. 그리고 나도 저렇게 행동했을 때 내가 나를 용서한다면, 그건 내가 저 사람과 나 스스로에게 이중 잣대를 두고 있는 거다. 그러면 당연히 용서해야 한다. 그렇다면 나는 피해자이고 그 사람은 가해자인가? 내가 살아가면서 내가 비록 인지하지 못할지라도, 내가 가해자가 되고 다른 사람이 피해자가 되는 경우는 없을까? 그런 경우까지 생각해본다면 내가 상대를 용서한다는 것은 사실은 내가 용서받는다는 의미이다. 그렇다면 나도 용서할 수 있겠다."(긍정어로 바꾼 말)

처음에는 생각과 말의 온도 차가 커서 어색하겠지만 계속 부정적인 생각을 긍정어로 바꿔 말하다 보면 어느새 온도 차가 좁혀지면서 마음속에 꽉 차 있던 부정 에너지가 사라질 것이다.

어디에 포커스를 두느냐에 따라 달라진다

화가 날 때는 화를 유발한 상황만 눈에 들어온다. 모든 것이 짜증 스럽다. 좋은 일은 하나도 없는 것 같아 더 화가 난다. 하지만 정 말 그럴까? 그렇지 않다. 우리가 사는 현실에서는 좋은 일과 나 쁜 일이 항상 공존한다. 좋은 일만 있어서 좋고 행복하고, 나쁜 일만 있어 불행하고 화가 나는 것이 아니다. 내가 좋은 일에 포커 스를 두면 좋고, 나쁜 일에 포커스를 두면 나쁜 것이다.

내가 너무나 좋아하는 토니 로빈스는 불우한 어린 시절을 보 냈다. 누가 봐도 불행하고, 화가 쌓일 수밖에 없었던 환경에서 어 떻게 토니는 전 세계 수많은 사람에게 무한 긍정 에너지를 주는 사람이 될 수 있었을까? 그 답을 2019년 UPW 시드니 프로그램 에 참여했다가 찾을 수 있었다.

토니의 어린 시절은 가난했다. 너무 가난해 추수감사절에도 먹을 게 없어 굶었던 적이 한두 번이 아니었는데 그해 추수감사 절도 마찬가지였다. 그런데 누군가가 문을 똑똑 두드렸고, 토니 아빠가 문을 열었다. 놀랍게도 먹음직스러운 음식 바구니를 든 남자가 서 있었다. 토니의 아빠는 "우리가 거지냐? 이런 거 필요 없다"며 거칠게 문을 닫았다. 그때 남자는 재빨리 발을 문에 끼워 열고 음식 바구니를 밀어 넣으면서 말했다.

"당신 때문에 온 게 아닙니다. 저 아이 때문에 온 거예요. 저 아이가 굶고 있지 않습니까. 아이가 먹어야 하기 때문에 내가 온 겁니다."

그날 아빠는 불같이 화를 내며 집을 떠났다. 이후 아빠는 영영 돌아오지 않았다. 하지만 토니는 아빠가 떠난 것에 포커스를 두지 않고, 음식 바구니와 바구니를 준 남자의 사랑에 포커싱했다. 만약 그때 아빠가 떠난 것에 포커스를 두었다면 어쩌면 토니는 지금 자신의 아빠와 똑같이 현실만 탓하는 사람이 되었을지도 모른다. 자선단체에서 오면 '저 사람들 때문에 아빠가 떠났다. 우리를 거지 취급을 했다'며 화를 낼 수도 있었다.

하지만 토니는 음식 바구니에 포커스를 두었다. 배고픈 아이에게 음식을 나누어주는 사랑을 받아들였다. 그리고 커서 자신도 어려운 사람에게 음식을 나눠줄 수 있는 사람이 될 것이라 마음먹었다. 지금 그는 음식재단 푸드뱅크를 운영하며 수많은 배고픈 사람들에게 음식을 제공하고 있다. 토니가 그랬다. 그날은 자신에게 최고의 날이자 최악의 날이었다고.

사람은 환경의 영향을 받을 수밖에 없다. 하지만 그 환경에서 어디에 포커스를 둘 것인가는 스스로 선택할 수 있다. 포커스를 어디에 두느냐에 따라 똑같은 상황에서도 화로 내 몸과 마음을 지치게 할 수 있고, 사랑과 감사로 몸과 마음을 편안하게 할 수도 있다. 화를 비롯한 부정적인 감정이 아닌 사랑과 감사, 행복한 감

정에 포커스를 두려고 노력하면 내 안에 있는 부정적인 것들이
많이 줄어들 것이다.

용서하고 떠나보내면
화가 사라진다

살다 보면 나를 화나게 하는 사람을 끊임없이 만난다. 가족이야
어쩔 수 없다 치지만 제3자까지 용서해야 하는 것은 무척이나 힘
든 일이다. 거기다 축복까지 하기란 더더욱 쉽지 않은 일이다. 특
히 이성적이고 합리적인 것을 중시하는 인과 현실적인 지는 납득
이 안 되는 상황이나 사람을 용서하기가 쉽지 않을 것이다. 상대
적으로 천은 형이상학적이고 긍정적인 편이어서 인과 지보다는
수월할 수 있다.

　미움과 분노와 같은 부정적인 에너지는 다른 사람 때문에 생
긴 것이어도 결국 나를 해친다. 타인으로 인해 생긴 미움과 분노
가 비수가 되어 나를 향하고, 장애물이 되기 때문에 나를 위해서
라도 떠나보내야 한다. 보내주기 위해서 인정, 용서, 축복을 해주
어야 한다.

　사람들과 좋은 관계를 유지하기 힘들다면 현재 관계를 맺고
있는 사람들하고의 문제일 수도 있지만 그보다 훨씬 이전에 다른
사람으로부터 받은 상처가 원인일 수 있다. 그럴 때는 기억할 수

있는 최대한 오랜 과거로 돌아가 상처를 주었던 사람들을 떠올리며 용서하고 떠나보내자. 그렇게 한 사람씩 용서하고 보내다 보면 현재의 관계들이 원활하게 풀릴 수 있다.

다른 사람을 떠올리며 용서하려는 시도는 감정을 분리하도록 이끈다. 예전에는 도저히 받아들일 수 없었지만 계속 시도하다 보면 어느 순간 감정이 올라오지 않는다. '아, 그 사람은 그랬구나. 나와는 맞지 않았어. 옳게 느껴지지도 않아. 하지만 좋은 방향으로 가면 좋겠다'라고 축복해줄 수도 있다. 이것은 마음의 준비가 되지 않았다면 당장 할 필요는 없다. 나와의 화해, 가족과의 화해를 다 이룬 다음에도 좀처럼 마음이 안 갈 수도 있다. 그럴 때는 억지로 하지 말고 내가 준비되었을 때를 기다리며 점진적으로 해나가도 충분하다.

진심으로 완전히 용서하고 축복하면 다시 떠올렸을 때 마음이 아프지 않다. 기억에서도 사라진다. 미워했던 사람의 얼굴도, 왜 화가 났었는지도 가물가물하다면 치유가 된 것이다.

과거의 악연이 내 기억에 있다는 것은 곧 부정 에너지가 있다는 것을 의미한다. 좋지 않은 과거는 마땅히 청소해야 한다. 가능한 한 아주 작은 부정 에너지까지 다 내보내고, 사랑의 기운으로 나를 채우면 내 삶은 달라진다.

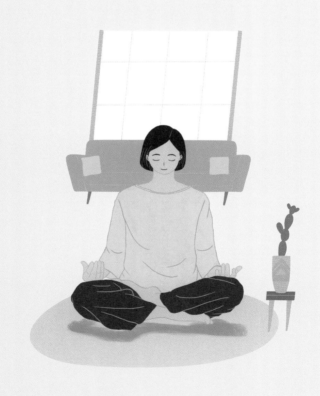

화를 없애고,
화병을 치유해주는
천인지 요법

천인지 한방 치료,
20%의 차이로 효과는 200%

"천인지를 알아도 결국 치료는 다른 한방 치료와 비슷하네요."

간혹 이렇게 이야기하는 분들이 있다. 화를 잘 풀고, 또다시 쌓이지 않게 하려면 나의 천인지를 이해하고 화를 잘 관리하기 위해 노력해야 한다. 하지만 화가 너무 많이 쌓여 있을 때는 좀 더 적극적으로 풀어줄 필요가 있다. 생활요법으로 쌓인 화를 다 풀려면 시간이 오래 걸릴 수 있고, 그 사이에 화가 독이 되어 몸과 마음을 병들게 할 수도 있기 때문이다.

좀 더 빠르고 적극적으로 화를 풀어주기 위해서는 침, 약침, 한약 치료를 하는 것이 좋다. 침과 한약은 한방 치료의 기본이다. 그렇다 보니 어차피 치료는 같은데, 굳이 천인지를 알 필요가 있느냐고 생각하는 분들이 간혹 있다.

실제로 천인지 한방 치료법의 기본은 침과 한약이다. 침과 한약 중에서도 경락은 침에 더 잘 반응하기 때문에 침이 기본이 된다. 하지만 천인지를 기반으로 침을 놓으면 효과가 다르다. 그 이유는 천인지 한방 치료가 보편성과 특수성을 모두 고려한 치료이기 때문이다.

어떤 경우에도 보편성의 원리를 무시하면 안 된다

천인지를 알기 전에 체질의학을 열심히 공부했던 적이 있다. 사상체질도 공부했고, 팔체질을 창시한 권도원 박사님께 직접 강의도 듣고 내가 어떤 체질에 속하는지 진단도 받았다. 나는 이성형인이라 관심을 끄는 무언가가 있으면 깊게 파고드는 경향이 있다. 이론적으로 지식을 넓히는 데 그치지 않고 몸소 경험해보면서 맞는지, 안 맞는지 판단한다. 나뿐만 아니라 이성형 인들은 대부분 비슷하다.

사상체질로 보면 나는 '소양인'에 속한다. 사상체질에 의하면 소양인은 열이 많은 체질이어서 열이 나는 음식은 해롭고, 차가운 성질의 음식이 몸에 좋다. 건강에 관심이 많던 나는 즉각 소양인에게 맞는 식이요법을 시작했다. 원래도 찬 음식을 좋아했지만 나에게 좋은 음식이라는 것을 안 후에는 집중적으로 찬 음식을 먹었다. 물도 냉수만 마시고 찬 음료와 아이스크림을 즐기고, 국이나 찌개 같은 더운 음식은 가능한 피했다. 결국 배탈이 나서 고생했던 적이 있다.

나에게 맞는 음식과 나쁜 음식이 어떤 것인지를 알아두는 것은 중요하다. 사람마다 체질이 달라 어떤 사람에게는 더없이 좋은 음식이 나에게는 독이 될 수도 있기 때문이다. 사상체질이나 팔체질이 사람들로부터 큰 관심을 끄는 이유도 여기에 있다.

하지만 아무리 내 몸에 좋은 음식도 과하면 좋지 않다. 나뿐만 아니라 많은 사람이 자신의 체질에 맞는 좋은 음식이라면 무조건 많이 먹는 경향이 있다. 많이 먹을수록 건강이 좋아질 것이라 믿기 때문인데, 건강에는 체질보다 우선하는 보편성의 원칙을 무시해서는 안 된다.

사람마다 다른 체질과 본성 등과 상관없이 누구에게나 적용되는 건강 원칙이 있다. 예를 들어 영양소를 골고루 갖춘 식사를 규칙적으로 필요한 만큼만 한다든가, 운동을 꾸준히 하고 일정한 시간에 숙면을 취하는 것은 모두가 지켜야 할 보편적인 건강습관이다. 체질은 일종의 그 사람에게만 해당하는 특수성인데, 어떤 경우에도 이런 보편성의 원칙을 깨뜨리면 안 된다. 보편성과 특수성은 80:20 정도로 보고 나에게 맞는 건강법을 적용하는 것이 좋다.

찬 음식을 너무 많이 먹는 것이 건강에 좋지 않다는 것은 보편성의 원칙에 해당한다. 그런데 나는 보편성을 무시하고, 소양인이라는 이유로 찬 음식만 집중적으로 먹어 탈이 났던 것이다.

마찬가지로 나한테 맞지 않다고 무조건 피하는 것도 답이 아니다. 예를 들어 인삼은 소양인에게 잘 맞지 않는다. 인삼은 성질이 '열'이어서 가뜩이나 열이 많은 소양인이 인삼을 먹으면 두통이 생기거나 맥박이 빨라질 수 있다. 하지만 소양인이라도 지나친 과로로 피가 비치는 혈탈증상이나 항문이 삐져나오는 탈음증상이 나타날 때는 인삼을 먹어야 한다. 이런 증상은 다 기가 허할 때 많이 나타나는데, 인삼이 기를 위로 쭉 올려주는 데 좋기 때문이다. 단, 체질에 잘 맞지 않는 음식이나 약을 상시 복용하는 것은 옳지 않다. 증상이 있을 때 한시적으로 쓰는 것이 바람직하다.

천인지 치료법, 보편성과 특수성을
모두 고려해 효과 만점

천인지는 얼굴을 보고 어떤 경락이 발달했는지에 따라 천, 인, 지를 구분하지만 우리 몸 안에는 천, 인, 지가 다 있다. 원래부터 천경락, 인경락, 지경락이 존재하고, 이 경락들이 서로 유기적으로 연결돼 기혈을 순환시키면서 우리의 몸과 마음을 지킨다. 사람마다 어떤 경락이 좀 더 발달했는지의 차이만 있을 뿐이다.

이처럼 천인지는 보편성을 기본으로 특수성을 구분하기 때문에 천인지를 기반으로 치료하면 효과가 더욱 좋다. 천인지 치료법은 간단하게 말하면 기가 다니는 통로인 경락을 깨우는 것이 기본이다. 우리 몸에는 12개의 중요한 경락이 있는데, 이 경락이 각자 자기가 맡은 역할에 충실하며 서로 조화를 이룰 때 우리 몸은 건강하다.

경락은 한의학의 기본이어서 한의대에 입학하면 다 배운다. 경락의 선 중에서 특히 에너지가 집결된 정거장 같은 역할을 하는 혈자리(경혈)도 다 기본으로 배우는 내용이다. 하지만 이 12경락을 천인지로 구분해 보는 것은 스승님께 처음 배웠다. 스승님은 12개의 경락을 3가지 속성으로 구분해, 어떤 경락에 문제가 있는지를 보고 전체적인 경락과 해당 경락의 조화를 고려하며 치료해야 한다고 가르쳤다.

기본적인 경락만을 이해하고 치료를 할 때와 천인지로 경락을 보고 치료할 때는 그 효과가 크게 차이가 난다. 또한 기존 치료법으로는 완치가 불가능하다고 보았던 질병들도 천인지 치료법으로는 대부분 낫는다. 그렇지만 한의사들도 직접 경험해보지 않고는 천인지 치료법의 효과를 믿지 못한다.

개원한 지 얼마 안 되는 후배 한의사가 있다. 그 후배가 어느 날 불면증이 너무 심해 오랫동안 수면제를 복용했던 환자가 찾아왔는데, 어떻게 치료해야 할지 모르겠다며 도움을 요청했다. 침도 놓고, 한약도 처방했지만 별 효과가 없었다며 난감해했다.

불면증은 경락을 천인지로 구분했을 때 인에 해당하는 경락에 문제가 있을 때 발생한다. 어떤 이유에서든 인경락이 지치고 병들어 불면증이 생긴 것이므로 인경락에 활기를 넣어주는 치료가 필요하다. 인경락에 위치한 주요 혈자리를 알려주고 침을 놓도록 알려주었다. 오랫동안 불면증에 시달리면서 기가 많이 허해진 상태라 약침 치료도 병행했다. 비교적 간단한 치료로 그 환자는 오랜만에 수면제에 의지하지 않고도 꿀잠을 잘 수 있게 되었다. 환자도 너무 신기했는지 똑같이 불면증으로 고생하는 지인을 여럿 데려왔다고 한다.

더 놀라운 사례가 있다. 후배에게 발을 질질 끄는 환자가 찾아왔다. 원래 종합병원에서 꽤 오랫동안 치료를 받던 환자였는데 전혀 차도가 없어 혹시 한의원에서 침을 맞으면 나을까 싶은 기대감으로 후배를 찾은 환자였다.

정상적인 보행이 불가능하다는 것은 하체의 힘이 부실하고 하체의 중심이 흔들렸다는 것을 의미한다. 천인지 침법의 핵심은 중심을 잡아주는 것이다. 중심을 잡고, 기운을 필요로 하는 부위에 보내준다. 이 모든 것이 천인지 원리를 토대로 공식처럼 되어 있기 때문에 누가 치료해도 동일한 효과가 나타난다. 한의사의 경험치에 따라 치료 결과가 차이가 나는 기존의 치료와는 확실히 다르다.

약 한 달 동안 천인지 치료(추궁통락 혈법)를 한 결과 발을 질질

끌던 환자는 정상적인 보행이 가능해졌다. 환자도 후배도 믿기 어려운 기적이라며 신기해했지만 원리에 근거한 치료였기 때문에 예측 가능한 결과였다. 그 환자를 치료했던 종합병원도 놀라기는 마찬가지였다. 한 달 만에 환자가 나은 걸 보고 후배에게 정식으로 협진 공문 요청을 보냈다.

두 번의 놀라운 치료경험을 한 후 후배 한의사는 지금 열심히 천인지를 공부하고 있다. 천인지가 다소 생소한 한의학이어서 직접 경험하지 않고 믿지 못하는 경우가 많다. 하지만 천인지를 이해하면 내 몸은 물론 마음의 건강까지도 효과적으로 챙길 수 있으므로 생소하다는 이유만으로 천인지를 경험할 기회를 놓치지 않았으면 하는 바람이다.

천인지 한방 치료의 기본,
침, 약침, 한약

천인지 한방 치료의 기본은 침, 약침, 한약 치료법 등이 있다. 천인지 관점으로 보면 침은 천, 약침은 인, 한약은 지에 해당한다. 침이 천의 치료인 이유는 보이지 않는 기를 다루기 때문이다. 한약은 눈에 보이는 물질이라 지, 약침은 물질인 한약을 주사액으로 기가 통하는 혈자리를 통해 필요한 조직에게 보내므로 인의 치료법이다.

이 중 화를 밖으로 빼주는 치료법이 침이다. 약침은 뜨거운 화의 기운을 밑으로 내려주고, 차가운 기운은 위로 올려주어 기의 균형을 맞추고 부족한 기를 강화하는 치료법이다. 한약은 화를 빼주는 역할도 하지만 화병으로 허해진 몸과 마음을 강화시키는 치료가 주다. 특히 눈에 보이는 실질 조직과 장부가 손상되었을 때는 물질을 채워줘야 한다. 침으로 기를 잘 순환시키고 강화시키는 것만으로는 역부족이다.

증상에 따라
침을 놓는 혈자리가 다르다

방에 독가스가 가득 찼을 때 최대한 빨리 독가스를 빼려면 맞바람이 통하는 창을 열면 된다. 화도 마찬가지다. 화가 몸 안에 가득 차 빨리 빼주어야 할 때는 맞바람이 통하는 창을 열어주어야 하는데, 그 창 역할을 하는 혈자리가 '공손'과 '내관'이다.

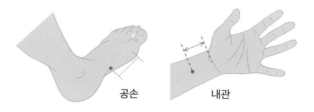

공손   내관

공손은 지경락인 족태음비경에 속해있는 혈자리이다. 엄지발가락 쪽 위 둥근 관절이 끝나는 우묵한 부위의 측면에 있다. 내관혈은 인경락인 수궐음심포경에 속한 혈자리이지만 역시 인경락인 수소양삼초경과 통하는 혈자리이기도 하다. 손목 정중앙에서 약 3cm가량 올라간 곳에 위치해 있는데, 침뿐만 아니라 뜸을 뜰 때도 많이 이용한다.

공손과 내관은 화를 빼내는 중요한 통로이다. 천인지와 상관없이 화를 빼려고 할 때 공통으로 침을 놓아야 하는 혈자리이다.

공손과 내관에 침을 놓아 어느 정도 화를 빼냈으면 화병 증상에 따라 침을 달리 놓는다. 침 치료는 크게 화를 비롯한 나쁜 기운인 탁기濁氣를 빼주는 치료와 뇌로 청기(맑은 기운)를 넣어주는 치료 두 가지로 구분된다.

우선 숨이 답답하다든가 심장이 두근두근하고 통증과 같은 흉부 증상을 주로 호소하는 환자는 탁기를 빼주는 것이 급하다. 워낙 화가 많거나 이미 화가 뭉쳐 덩어리진 상태라면 공손과 내관을 여는 것만으로는 화가 충분히 빠져나가지 않을 수 있다. 이때는 화가 잘 뭉치는 전중혈에 침을 놓아 뭉친 화를 풀어주어야 한다. 전중혈은 임맥에 위치한 혈자리로 가로로는 양 유두 중앙, 세로로는 배꼽부터 위로 가는 정중선이 만나는 지점이다.

머리 증상을 주로 호소할 때는 청기를 넣어주는 것이 급하다. 즉 머리가 아프고 어지럽거나 화병이 진행돼 우울증과 공황장애를 앓고 있는 경우에는 머리에 맑은 기운을 넣어주어야 한다.

백회혈은 흔히 우리가 숨구멍이라 알고 있는 곳에 위치한 혈자리이다. 우리 몸에 있는 혈자리 중 가장 꼭대기에 있는 아주 중요한 혈자리이기도 하다. 독맥과 임맥을 포함한 14개의 경락 중 양경락 7개(지양경락 2개 + 천양경락 2개 +인양경락 2개 + 독맥)가 모두 백회혈을 통하기 때문이다. 그래서 화병으로 인해 양기가 부족해 머리가 아프거나 어지러울 때 백회혈에 침을 놓아 양기를 보충한다.

천인지 관점에서 보면 백회혈은 공간에 존재하는 좋은 천의 기운을 받아들이는 통로이기도 하다. 백회에 침을 놓으면 통로가 열리면서 좋은 기운이 머리 속으로 들어가 머리가 한결 개운해진다. 화가 머리끝까지 치밀어 머리가 아플 때 손으로 백회혈을 눌러주기만 해도 증상이 호전된다.

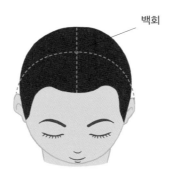

백회

약침으로 수기를 올려주고, 심화를 내려준다

몸이 건강하려면 머리는 시원하게, 배는 따뜻하게 해야 한다는 것이 기본이다. 하지만 화가 쌓이면 반대의 현상이 일어난다. 화의 성질이 뜨거워 위로 올라가 머리와 가슴을 뜨겁게 만들기 때문이다. 화가 위로 올라가 임맥을 비롯한 경락을 막으면 위로 올라갔던 기가 밑으로 내려오지 못해 아랫배와 하체는 차가워진다.

화병으로 위는 뜨겁고 아래는 차가운 상태가 지속되면 천과 인의 공간인 머리와 몸통은 물론, 지의 영역인 복부와 하체까지도 병든다. 화가 우리 몸의 천인지 조화를 깨뜨리는 것이다. 화병이 도미노처럼 다른 질병들을 발생시키지 않게 하려면 차가운 수기는 위로 올려주고, 뜨거운 기는 밑으로 내려주어야 한다. 이런 역할을 하는 것이 수승화강 약침이다.

약침은 혈자리에 자극을 주는 침과는 달리 좋은 약재를 몸 안으로 넣는 치료법으로 효과가 아주 좋다. 개인적으로 수승화강 약침에 관심을 갖게 된 계기가 있었다.

한의대에서 공부할 때의 일이다. 당시 국내에서 세 손가락 안에 꼽히는 약침의 권위자인 권기록 교수님의 수업을 들었는데, 정기적으로 교수님을 찾아 약침을 맞던 환자가 있었다. 정확한 병명은 기억나지 않지만 심장 쪽에 문제가 있어 여러 병원을 전전하며 치료를 받았지만 결국 불치 판정을 받았던 분이다. 서울에 거주하던 분이었는데, 양방병원에서 더 이상 치료방법이 없다고 하자 수소문해서 원주에 있는 권 교수님을 찾았다. 권 교수님은 환자의 심장에 나쁜 뜨거운 열이 많이 차 있어 심장이 제 기능을 하지 못하는 것으로 진단하고 심장의 열을 내려주는 수승화강 약침 치료를 했다. 그 결과 얼마 살지 못한다고 사형선고를 받았던 환자가 점점 병이 호전되더니 완치되었다. 내가 그분을 보았을 때는 이미 다 나아 더 이상 치료를 받지 않아도 되는데, 관리 차원에서 계속 서울에서 원주를 오가며 약침을 맞았다. 그 환자를 보면서 약침의 효과를 실감했고, 꼭 배워야겠다는 생각을 하게 되었다.

수승화강 약침의 주 성분은 사향과 물개이다. 뜨거운 기운을 내려주고, 차가운 기운을 올려주려면 기가 다니는 통로가 뻥 뚫려 있어야 한다. 사향은 막힌 경락과 혈관을 효과적으로 뚫어주기 때문에 수승화강 약침의 귀한 재료로 사용된다.

물개도 사향 못지않게 좋은 수승화강 약침이다. 다만 사향약침과 물개약침은 침을 놓는 위치가 다르다. 사향약침은 원래 자궁암 환자들을 치료하기 위해 나온 것이라 처음에는 생식기에 직접 놓았다. 하지만 수승화강을 목적으로 놓는 침은 배꼽에서 12~13cm가량 내려가 치골과 만나는 곡골혈과 사타구니 쪽에 가까운 허벅지에 있는 전양혈에 놓는다. 반면 물개 약침은 흉부에 있는 심점과 전중혈에 놓는다.

수승화강 약침으로 화가 잘 정체되는 임맥을 비롯한 경락들이

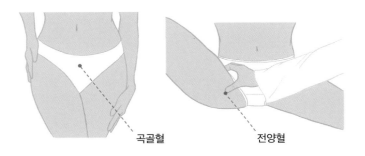

곡골혈   전양혈

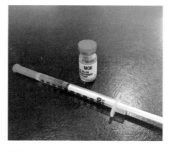

뚫리면 기가 잘 순환돼 컨디션도 좋아진다. 차가웠던 아랫배가 따뜻해지면 성기능도 강화된다. 아랫배는 성욕을 비롯한 기본적인 욕구와 관련이 있는 지의 영역이기 때문이다.

약침. 얼핏 보면 양방에서 쓰는 주사기와 비슷하다.

한약으로 화를 빼주고
허증을 보완한다

화병 초기에는 몇 번 침만 맞아도 호전된다. 하지만 화병이 오래되면 장부가 허해지고 기혈이 약해져서 한약으로 보충해주어야 한다. 화병에 많이 처방되는 대표적인 한약은 천왕보심단, 가미온담탕, 양격산화탕 등이다.

천왕보심단은 심장을 보호하는 대표적인 약이다. 심화로 심장이 약해지면 가슴이 답답하고 불안, 초조, 두근거림과 같은 화병 증상이 나타난다. 이때 천왕보심단을 복용하면 마음이 편안해지고, 심장이 튼튼해진다.

가미온담탕은 심장과 쓸개가 약해서 잘 놀라고 우울증과 불면증을 호소하는 환자들에게 처방하는 한약이다. 담기가 허해져서 잘 놀라고 가슴이 두근거리며 갱년기 증상처럼 열이 났다 추웠다 하고 머리가 아플 때 복용하면 효과가 좋다. 화병이 있을 때 자주 나타나는 증상 중 하나가 매핵기이다. 매실 씨앗이 목에 걸린 것 같은 느낌인데, 이런 증상을 치료할 때는 가미온담탕 대신 향부자가 많이 들어간 가미사칠탕을 쓴다. 가미사칠탕은 매핵기뿐만 아니라 일체의 신경성 질환을 치료하는 데 효과적이다.

양격산화탕은 흉부에 쌓인 화를 빼주는 한약(지)이다. 화가 많아 가슴이 뜨겁고 쉽게 화가 나는 사람들에게 많이 처방하는 한약으로 열을 내려주고 심신을 안정시키는 효과가 있다. 또한 상초와 심폐의 열이 머리로 올라가 두통을 유발하고, 입안을 마르게 하거나 혀가 붉을 때도 양격산화탕이 좋다.

한약 이름	효능	구성 약재
천왕보심단	심허로 인한 가슴 답답함, 불안, 초조, 두근거림, 불면증 개선	길경, 단삼, 당귀, 맥문동, 백자인, 복령, 산조인, 생지황, 오미자, 원지, 천문동, 현삼, 황련
가미온담탕	우울증, 불면증, 불안, 소화장애 해소	향부자, 진피, 반하, 복령, 지실, 죽여, 황금, 노근, 생강, 대추
양격산화탕	흉부의 화를 빼주고 심신을 안정시킴	생지황, 인동등, 연교, 치자, 박하, 지모, 석고, 방풍, 형개

일대일 호흡만
잘해도 화가 풀린다

일상생활에서 가장 쉽게 화를 푸는 방법 중 하나가 바로 호흡이다. 화를 푸는 방법은 크게 호흡으로 푸는 법, 말로 푸는 법, 몸을 통해 푸는 법으로 구분할 수 있다. 천인지 관점에서 보면 호흡은 눈에 보이지 않는 천의 영역이고, 말은 인, 몸은 눈에 보이는 지에 해당한다. 말로 푸는 방법은 3장에서 충분히 이야기했다.

화가 나서 가슴이 답답하면 자기도 모르게 크게 한숨을 쉰다. 한숨은 화를 밖으로 내보내기 위한 몸의 반응으로 실제로 한숨을 쉬는 것만으로 가슴이 시원해지는 느낌이 든다. 하지만 한숨은 임시방편이다. 잠시 숨통을 틔워주고 화를 내보내지만 효과가 일시적이고 그리 크지도 않다. 좀 더 화를 밖으로 잘 빼려면 호흡을 해야 한다. 일상적인 호흡이 아니라 몸 안에 차 있는 화를 밖으로 빼내기 위한 의식적인 호흡이 필요하다.

'참을 인忍 자가 셋이면 살인도 면한다'는 속담이 있다. 아무리 화가 나도 크게 심호흡을 하면서 세 번을 참으면 감정을 가라앉히고 어떻게 대처해야 하는지 이성적으로 생각할 수 있다는 의미다. 그만큼 호흡이 중요한데, 화를 배출하기 위한 호흡법도 복잡하지 않다.

들숨과 날숨의 길이가 같은 일대일 호흡법 추천

호흡이 몸과 마음을 건강하게 하는 데 얼마나 중요한 역할을 하는지는 이미 많이 알려져 있다. 그래서인지 좀 더 효과적인 호흡법에 대한 연구도 많다. 다양한 호흡법을 시도해보면서 건강해지고 싶어 하는 사람들 또한 부지기수다.

화를 푸는 데는 어떤 호흡법이 좋을까? 개인적으로는 명상과 호흡법의 대가인 윤홍식 선생님이 추천하는 호흡법에 동감한다. 홍의학당을 운영하는 윤홍식 선생님은 중국이나 홍콩에서도 이 분께 호흡과 명상을 배우러 올 정도로 저명한 분이다.

윤홍식 선생님은 '다양한 호흡법을 다 해 보았지만 결국 핵심은 일대일 호흡법'이라 결론을 내렸다. 일대일 호흡법은 말 그대로 들숨과 날숨의 길이를 일대일로 하는 호흡법이다. 예를 들어 숨을 들이마시는 시간이 3초였다면 내쉬는 시간도 3초로 동일하게 하는 것이 핵심이다. 이것만 지켜도 충분하다고 하다는 게 윤 선생님의 결론이다.

일대일 호흡을 하는 방법은 간단하다. 우선 천천히 숨을 들이마시면서 숫자를 센다. 5까지 셌다면 숨을 내쉴 때로 5까지 세면서 천천히 숨을 내쉰다. 처음에는 너무 무리하게 시간을 끌지 않아도 된다. 가능한 수준에서 숫자를 세고, 익숙해지면 조금씩 시간을 더 늘리면 된다.

단, 호흡할 때는 공기가 코로 들어와 온몸을 돌아 숨을 내쉬면서 아래 성기를 통해 빠져나가도록 깊게 해야 한다. 즉, 화를 내보내는 주요 통로인 임맥이 뚫릴 수 있도록 호흡하는 것이 포인트이다.

화로 인한 탁기는
입으로 나간다

평소 우리는 주로 코로 호흡한다. 코로 공기를 들이마시고 내뱉는다. 몸과 마음이 안정된 상태에서는 코로만 호흡해도 충분하다. 일상적인 호흡만으로도 필요한 산소를 공급받고, 대사과정에서 만들어진 이산화탄소 및 독소를 배출할 수 있기 때문이다.

하지만 몸에 화가 쌓여 있을 때는 좀 더 적극적으로 화를 배출하는 호흡을 해야 한다. 화는 탁기 중 하나로 탁기는 여러 형태다. 공기 중에 포함되어 있는 미세먼지나 오염물질도 탁기다. 이런 탁기는 코로 들어오고 일부는 코로 나갈 수도 있지만 대부분 몸속에 쌓인다. 미세먼지와 공해를 심각하게 보는 것도 이런 이유 때문이다. 음식에도 탁기가 있다. 농약, 중금속 등의 독소가 포함된 음식에는 탁기가 있는데 이런 탁기는 입으로 들어와 일부는 대소변 또는 가스로 배출되지만 일부는 몸속 체액이나 지방에 저장되기도 한다.

화는 감정적 스트레스로 몸 안에서 발생하는 탁기인데, 임상 경험으로 보면 화로 쌓인 탁기는 입으로 나간다. 화가 극대화된 분노는 코로 배출되기도 한다. 분노 역시 탁기지만 화보다 열이 극심해 더 위로 뜨는 성질이 있기 때문이다. 그래서 분노가 치밀었을 때 코에서 뜨거운 공기가 나오는 것을 느낄 수 있다.

화병이 있는 환자들에게 코로만 호흡하게 했을 때와 코와 입으로 호흡하게 했을 때는 반응이 다르다. 똑같이 코로 맑은 청기를 들이마셨어도 입으로 탁기를 뱉었을 때 화가 풀려 시원해지는 느낌이 든다는 환자들이 압도적으로 많다.

결국 화를 효과적으로 몸 밖으로 내보내려면 코로 맑은 청기를 들이마시고, 입으로 탁기를 내보내야 한다. 심호흡을 생각하면 쉽다. 배가 불룩해질 때까지 청기를 충분히 마시고, 배를 집어

넣으면서 입으로 탁기를 뱉으면 된다. 호흡은 천천히, 들이마시는 시간과 내뱉는 시간을 동일하게 하는 일대일 호흡법이 좋다. 천천히 숨을 들이마시고, 천천히 내뱉어야 효과적이다.

충분히 탁기가 빠지면 가슴이 한결 편해진다. 화로 인한 탁기가 충분히 빠져나갔는지의 여부는 내가 안다. 스스로 느끼기에 더 이상 입으로 빠져나갈 탁기가 없다고 느껴지면 코로만 호흡해도 된다.

호흡은 할 수 있는 만큼 하면
충분하다

화를 배출하기 위한 호흡은 얼마나 하면 될까? 호흡의 중요성을 이야기하면 이런 질문을 하는 분들이 많다. 적절한 호흡 시간은 따로 없다. 할 수 있는 만큼만 해도 된다. 처음에는 1~2분만 하다 조금씩 시간을 늘려가도 좋고, 시간 날 때마다 틈틈이 해도 된다. 일상에서 화가 날 때 심호흡을 몇 번만 해도 화가 증폭되고 쌓이는 것을 대폭 줄일 수 있다.

명상을 하면서 호흡하면 더 좋다. 나는 환자들에게 침을 놓을 때 호흡법을 알려주고, 호흡하면서 생각할 주제를 던져준다. 보통 침을 맞는데 30분 정도 시간이 걸리는데, 그 시간을 자연스럽게 호흡과 명상을 할 수 있는 시간으로 유도하는 것이다.

생각할 주제는 환자에 따라 다르다. 욕구 불만으로 화병이 생긴 경우에는 "호흡을 하면서 오늘 날 위해 무엇을 해줄 것인가를 생각해보세요"라고 말한다. 자기 사랑이 부족한 환자에게는 "자기 장점을 3가지만 생각해보세요" 혹은 "나에게 감사할 일 3가지만 생각해보세요"와 같은 주제를 제시한다.

어떤 주제이든 단지 생각만 하는 것이 아니라 구체적으로 상상하며 이미지화할 것을 주문한다. 상상은 천의 영역이다. 내가 제시하는 주제는 모두 좋은 상상을 할 수 있는 것이어서 생각하다 보면 기분이 좋아진다. 호흡으로 화를 내보내고, 대신 좋은 상상을 하면서 만든 행복한 감정으로 내 몸을 채우면 그것만으로도 몸과 마음은 한결 건강해진다.

천의 에너지를 내 것으로
만드는 행동화 명상

몸 안에 화가 쌓여 있으면 부정적인 에너지가 몸을 지배해 몸과 마음이 텅 빈 것처럼 공허하고 쇠약해진다. 아픈 내 몸과 마음을 치유하려면 화를 밖으로 내보내는 것도 중요하지만 화가 차지했던 그 자리를 좋은 에너지로 채우는 것이 더 중요하다.

내 몸을 좋은 에너지로 채우는 방법은 여러 가지가 있지만 일상에서 가장 쉽게 할 수 있는 방법 중 하나가 '행동화 명상'이다. 행동화 명상은 말 그대로 행동하면서 하는 명상이다. 흔히 명상이라고 하면 조용한 곳에서 눈을 감고 몸을 움직이지 않고 생각에 집중하는 모습을 떠올린다. 그런 명상도 좋지만 좋은 에너지를 내 몸에 적극적으로 끌어들이는 데는 행동화 명상이 더 효과적이다.

긍정 에너지, 창조 에너지가
곧 천의 에너지다

에너지는 기氣이다. 기는 눈에 보이지 않기 때문에 많은 사람이 그 존재를 반신반의한다. 하지만 기는 존재한다. 아주 간단하게 기를 확인할 수 있는 방법이 있다. 우선 왼손을 들어 손바닥을 보면서 '사랑해'를 10번 말한다. 그런 다음 오른손을 들어 같은 방법으로 '미워해'를 10번 말한다. 그러면 '미워해'라고 말했던 오른손에 기운이 빠지며 툭 떨어지는 것을 경험할 수 있을 것이다.

믿기 어렵겠지만 이 방법은 토니 로빈스가 진행하는 프로그램의 한 과정에서 소개하는 방법이다. 프로그램 맨 마지막 날 중국인 선생님이 기를 모으고 체험하는 과정을 진행하는데, 아무런 사전 지식 없이 바로 왼손과 오른손에 각각 '사랑해'와 '미워해'를 번갈아 가며 말하도록 한다. 보통 그 프로그램에 참여하는 사람이 약 2만 명 정도 되는데, 대부분의 사람이 미워한 손에 힘이 떨어지는 경험을 한다. 직접 경험한 사람들이 기가 존재하게 된다고 믿게 되는 것은 당연한 일이다.

혼자 할 때는 즉각적인 반응이 나타나지 않을 수도 있다. 토니 로빈스 프로그램에서처럼 많은 사람이 단체로 하면 똑같은 소리가 공간에 가득 차서 더 극명하게 반응이 나타나기 때문이다. 처음 시도했을 때 기를 체험하지 못했더라도 실망하지 말고 여러 번 시도하다 보면 기의 존재를 느낄 수 있을 것이다.

기는 공간에도 존재한다. 보통 사람들은 공간에 기, 즉 에너지가 존재한다는 것을 믿지 않는다. 토니가 진행하는 프로그램에서 토니는 첫날 늘 "에너지가 어디에서 나옵니까?"라는 질문을 한다. 약속이라도 한 듯이 사람들은 대부분 '음식'이라고 대답한다. 토니는 꼭 음식에서만 에너지를 얻는 것이 아니라는 것을 체험할 수 있도록 프로그램 내내 충분히 식사할 시간을 주지 않는다. 그러다 보니 수강생들은 간식으로 끼니를 대충 때우면서 빡빡한 일정을 소화하게 된다. 잠도 충분히 자지 못한다. 그럼에도 평소보다 에너지는 더 넘치는 것을 경험하게 된다. 이런 체험을 통해 토니는 에너지가 음식만이 아니라 공간에도 있다는 것을 체험하게 해준다.

물론 공간에는 좋은 에너지만 있는 것은 아니다. 좋은 기와 나쁜 기가 모두 존재하는데, 긍정적이고 창조적인 좋은 기, 에너지가 천의 에너지이다. 이 천의 에너지를 내 안으로 끌어오려면 일단 화를 비롯해 내 몸 안에 있는 부정적인 에너지를 먼저 밖으로 내보내야 한다. 에너지는 같은 성질끼리 끌어당기는 성향이 있어서 내 몸 안에 부정적인 에너지가 많으면 공간에 존재하는 나쁜 기, 부정적인 에너지가 먼저 들어오기 때문이다.

내 몸의 부정적인 에너지가 정화되면 적극적으로 공간에 존재하는 천의 에너지를 끌어들여야 한다. 좋은 상상만 해도 천의 에너지를 어느 정도 흡수할 수 있지만 행동과 함께하면 보다 더 많은 에너지를 효과적으로 끌어들일 수 있다.

행동화 명상의 핵심은 충기상화와 강기잠식의 조화

천인지에서는 기의 흐름을 위로 올라가는 것과 아래로 내려가는 것 두 가지로 구분한다. 위로 올라가는 기를 충기상화, 아래로 내려가는 기를 강기잠식이라 부른다.

보통 화가 나 열을 받았을 때 기가 위로 올라간다. 화가 났을 때뿐만 아니라 기뻐도 기가 위로 간다. 너무 기쁠 때 기분이 들뜨면서 하늘을 나는 듯한 기분이 드는 것도 이 때문이다. 기분이 우울하거나 불안하면 기가 아래로 내려온다.

기는 너무 위로만 올라가도 안 되고, 아래로만 내려가도 안 된다. 두 가지의 흐름이 서로 조화를 이루며 위아래로 자연스럽게 순환될 때 우리 몸은 건강하다. 기의 흐름을 어느 한쪽으로 치우치지 않도록 조절하면서 공간에 존재하는 긍정과 창조 에너지인 천의 에너지를 끌어오는 것이 행동화 명상이다. 행동화 명상을 하는 방법은 간단하다. 행동화 명상은 한 손씩 번갈아 가며 해도 되고, 양손을 동시에 들었다 내리면서 해도 좋다.

① 숨을 들이마시면서 손을 머리 위로 올린다

손을 위로 올릴 때는 손바닥을 펴서 몸 안쪽을 향하게 한다. 손바닥을 펴는 이유는 손바닥에 천의 에너지를 받아들이는 통로인 '노궁'과 '소부'라는 혈자리가 있기 때문이다. 노궁은 심장에서 겨드랑이를 거쳐 가운뎃손가락까지 이어지는 경락인 수궐음심포경에 속하는 혈자리이고, 소부는 심장 옆 겨드랑이에서 나와 새끼손가락으로 연결되는 경락인 수소음심경에 속하는 혈자리이다. 둘 다 천의 에너지를 받아들이는 심장과 연결되어 있기 때문에 손바닥을 펴서 이 두 자리가 공간과 접할 수 있게 해주어야 한다. 이 두 혈자리는 화를 가라앉히고 긴장을 푸는 데도 도움이 되기 때문에 시간 날 때 눌러주어도 좋다.

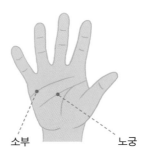

소부　　　　　　노궁

② 폈던 손바닥을 주먹을 쥐며 아래로 내린다

이 동작은 두 가지 의미가 있다. 하나는 위로 올라가는 기운을 아래로 끌어내리는 것이고, 다른 하나는 공간에 존재하는 천의 기운을 움켜잡아 내 안으로 끌어들이는 것이다. 주먹을 쥐는 이유는 노궁과 소부를 통해 들어온 천의 에너지를 놓치지 않기 위함이다.

③ '예스'로 천의 에너지를 극대화한다

손을 올렸다가 주먹을 쥐며 내리는 동작만 해도 되지만 손을 내릴 때 '예스'라고 말하면 더 효과적이다. '예스'는 긍정의 언어이다. 천도 긍정의 에너지여서 '예스'라고 말하면서 행동화 명상을 하면 더 많은 천의 에너지를 내 것으로 만들 수 있다.

'예스'가 아닌 다른 원하는 것을 말로 해도 된다. 행동화 명상은 내가 원하는 것을 마음속에서 이미지로 그리고 소리를 내 공간에 있는 에너지를 당겨오는 것이다. 따라서 손으로 공간 에너지를 끌어올 때 '난 사랑을 원해', '난 풍요를 원해', '난 건강을 원해' 등 원하는 것을 말해도 좋다. 이런 식으로 공간의 에너지를 계속 받아들이면 손에 열감이 느껴질 것이다.

하늘을 보고
걸으며 명상하기

나는 아침에 하늘을 보고 걸으면서 명상하는 것을 좋아한다. 전에는 아침에 잠에서 깨면 침대에서 잠시 조용히 명상하고 하루를 시작했는데, 걸으면서 명상을 할 때 천의 에너지를 더 많이 내 안으로 끌어올 수 있다는 것을 확인할 수 있었다.

아침에는 양의 에너지와 긍정의 에너지가 가득하다. 긍정 에너지는 곧 천 에너지여서 오늘 하루를 어떻게 보낼까를 상상하며 걸으면 천의 기운이 강화된다. 고개를 살짝 들어 하늘을 보고 걸으면서 상상하면 더 좋다. 아침에 걸을 때는 밝고 신나는 음악을 듣는 것이 좋다. 노래 내용도 밝고 긍정적인 것이 좋고, 리듬도 경쾌한 게 좋다. 흥겨운 노래를 들으면서 좋은 상상을 하면서 걸으면 기분도 좋아지고, 몸에도 활력이 생긴다.

걷기 명상으로 천 에너지를 가득 채우면 인과 지는 자연스럽게 활성화된다. 오늘 하루를 어떻게 보내야 아침에 상상했던 멋진 하루를 만들 수 있을까 여러 가지 방법을 생각하고, 실천할 수 있는 동력을 천 에너지가 제공했기 때문이다.

나의 경우 천 에너지가 충만한 날과 그렇지 않은 날은 확연히 다르다. 단순히 기분이 좋고 나쁜 차원이 아니라 그날 하루의 결과가 눈에 보이는 결실, 즉 지의 형태로 나타난다. 에너지가 떨어질 때는 환자가 적게 오고 에너지가 바닥이 났을 때는 환자가 더 적다. 특히나 잠을 제대로 못 자고 몸이 아파서 한의원 침대에 한두 시간 누워있기라도 하면, 그 시간엔 환자들이 어떻게 아는지 모르겠지만, 내가 충분히 쉴 수 있도록 알아서 안 와 주신다.

행동화 명상은 화를 푸는 것으로 끝나지 않는다. 내 몸에서 화를 내보내고, 긍정 에너지인 천의 기운을 끌어와 긍정적인 변화를 시작하고 만족할만한 결과를 얻을 수 있도록 도와준다. 행동화 명상은 아침에 할 때 가장 효과가 좋으나 기분이 다운될 때 언제든 잠깐씩 시간을 내서 해도 괜찮다.

생각보다 우리가 하는 행동은 감정에 많은 영향을 미친다. 예를 들어 잔뜩 어깨를 움츠리고 있으면 감정도 주눅이 들고 우울해진다. 반대로 만세를 부르며 손뼉을 치거나 하이파이브를 하면 어쩐지 활력이 생기고 감정도 살아난다.

이처럼 기쁘고 행복함을 표현하는 동작을 하면 기쁨과 행복의 감정이 생기고, 우울한 동작을 하면 감정도 우울해진다. 경락이 오장육부와 연결되고, 이 오장육부에 감정이 배속되기 때문에 그렇다. 손뼉을 치면 손바닥에 있는 기쁨을 담당하는 심장과 연결되는 경락이 자극을 받는다. 장군처럼 허리에 손을 대면 두려움, 놀람을 주관하는 담과 연결된 족소양담경이라는 경락을 자극해 두려움을 없애고 용기를 갖게 되는 식이다.

행동화 명상의 효과를 극대화시키려면 기쁨과 행복과 연결되는 동작을 하는 것이 좋다. 걸으면서 명상할 때도 터덜터덜 힘없이 걷지 말고, 의식적으로라도 경쾌하게 걸으면 더 기분이 좋아지고, 천의 에너지도 더 많이 받아들일 수 있다.

자기 전에 하면 좋은
천인지 힐링 명상법

아침에는 행동화 명상을 하면서 활기찬 하루를 시작하는 것이 좋지만 자기 전에는 하루를 돌아보고 잘 마무리할 수 있도록 도와주는 명상을 하는 것이 좋다. 온종일 분주하게 움직이느라 고생한 몸도 살펴주고, 사건과 사람들 때문에 복잡해진 마음도 청소해주고, 좀 더 나은 미래를 상상할 수 있는 명상을 하는 것이 도움이 된다.

지친 몸과 마음을 치유하면서 내일을 상상할 수 있게 도와주는 명상이 '천인지 힐링 명상법'이다. 이 명상법은 '마음챙김'이라는 명상법을 천인지 관점에서 재해석해 만든 것이다. 힐링 명상법은 오늘 하루를 되돌아보고 싫었던 것을 보내버리고, 좋았던 것을 더 크게 증폭시키는 데 도움이 되는 명상법이다. 또한 싫었던 일이 다시 내 삶에 다음에 나타나지 않게 하려면 어떻게 반응해야 할지도 생각해봄으로써 마음을 평온하게 해준다.

힐링 명상법은 총 4단계로 구성되어 있는데, 처음에는 첫 단계부터 막혀 잘되지 않을 수 있다. 4단계는 순차적으로 진행해야 하는 것이어서 앞의 단계가 막히면 다음 단계로 넘어갈 수가 없다. 그렇다고 실망하지 말고 첫 단계부터 천천히 진행하면 나중에는 그리 많은 시간을 투자하지 않아도 4단계 모두를 끝낼 수 있다.

1단계_온몸의 힘을 빼고 긴장을 푼다

천인지 힐링 명상을 하려면 몸의 긴장부터 풀어야 한다. 1단계는 앉아서 해도 되고, 누워서 해도 괜찮지만 가능한 한 누워서 하는 것을 추천한다. 편안하게 눕는 것만으로도 몸의 긴장이 상당 부분 풀리기 때문이다.

눈을 감고 편안하게 누워 천천히 호흡하면서 긴장을 푼다. 호흡으로 어느 정도 몸 안의 탁기가 빠져나갔다고 느껴지면 발끝부터 긴장을 풀기 시작한다. 발끝을 의식하면서 긴장을 푼다. 그런 다음 발가락, 발등, 뒤꿈치 등 내 몸을 하나도 빼놓지 말고 느끼면서 긴장을 푼다.

발이 편안해졌다면 발목, 종아리, 허벅지 순으로 차근차근 올라오며 긴장을 풀어준다. 서두르지 말고 천천히 충분히 편안함을 느낄 때까지 계속한다. 한쪽 다리를 다 풀어주었으면 반대쪽 다리도 같은 방식으로 풀어주고 배, 가슴, 어깨, 목, 머리 등 순차적으로 내 몸을 느끼며 긴장을 풀어준다. 순차적으로 긴장을 풀어주면서 좀 더 굳어있는 부분을 만나면 더 많은 시간을 투자해도 좋다.

1단계는 내 몸과 대화하는 단계이다. 낮에 바쁘게 활동할 때는 내 몸이 나에게 하는 이야기를 듣기가 어렵다. 또한 들으려고 해도 워낙 오랫동안 내 몸을 방치하면 감각이 둔해져 몸이 굳어있는지, 아픈지조차 잘 느껴지지 않는다.

내 몸과 대화하지 않았던 사람들은 1단계에 익숙해지기까지 꽤 많은 시간이 걸릴 수 있다. 처음에는 잘 안 돼도 발끝부터 차근차근 부위별로 초점을 맞추고 천천히 호흡하다 보면 긴장이 풀릴 것이다.

2단계_
모든 생각을 비운다

몸의 긴장을 다 풀었다면 복잡한 머리를 비울 차례다. 머릿속을 가득 채우고 있는 생각들을 모두 비우고 고요한 침묵 상태를 만드는 단계이다.

생각을 비우기란 쉽지 않다. 하지 말라고 하면 더 하고 싶어지는 것처럼 생각하지 않으려 애쓰면 애쓸수록 더 선명해지는 것이 생각이다. 보통 1단계보다도 2단계에 익숙해지는 데 더 많은 시간이 걸린다.

생각을 비우기 위해서는 오로지 호흡에만 집중하는 것도 좋은 방법이다. 천천히 코로 공기가 들어오는 것을 느끼며 숨을 들이마시고, 천천히 숨을 내쉰다. 코로 내쉬어도 좋고, 입으로 내보내도 괜찮다. 숨을 마실 때처럼 공기가 나가는 것을 느끼며 숨을 내쉰다. 그렇게 호흡에 집중하다 보면 생각을 비우는 데 도움이 된다.

호흡에 집중해도 어느 순간 자기도 모르는 사이에 또다시 생각이 비집고 들어올 수 있다. 괜찮다. 생각을 멈추고 다시 호흡에 집중하면 된다.

어떤 단어나 문장을 반복해서 외우는 것도 방법이다. 이런 단어나 문장을 '만트라'라고도 하는데, 만트라는 산스크리트어로 참된 말, 진실한 말을 의미한다. 단어나 문장은 어떤 것이든 상관없지만 '사랑', '괜찮아' 등과 같이 긍정어를 선택하는 것이 좋다. 빛이 가득한 태양 그리고 따뜻함과 수용성이 가득한 달을 상상하는 것도 괜찮다. 말은 곧 생각과 감정을 불러오는데, 부정적인 말은 부정적인 생각이나 감정으로 이어지기 쉽기 때문이다.

어떤 사물을 집중해서 보는 것도 생각을 비우는 데 도움이 된다. 벽에 걸려 있는 시계, 액자, 전화기 등 어떤 것이어도 좋다.

사람마다 자기에게 맞는 방법이 다르다. 호흡, 단어나 문장 외우기, 사물 집중해서 보기 등을 시도해보고 자기에게 잘 맞는 방법을 선택해 연습하면 된다. 온전히 생각을 비울 수 있기까지는 꽤 오랜 시간이 걸린다. 그날의 컨디션에 따라 어떤 날은 잘 되기도 하고, 어떤 날은 잘 안 될 수도 있다. 조급해하지 말고 하루에 20~30분 정도 연습하다 보면 생각을 비우고 평온한 마음을 갖게 될 것이다.

3단계_
내 몸을 애기愛氣로 채운다

1단계와 2단계를 통해 몸과 마음을 편안하게 하고, 머릿속을 비웠다면 그다음에는 본격적으로 내 몸을 애기로 채워야 한다. 앞에서도 이야기했듯이 애기는 사랑 에너지, 생명 에너지이다. 화, 분노와 같은 부정적인 감정이 만든 탁기와 사기를 없애고 내 몸을 애기로 채우면 내 몸과 마음은 자연스럽게 치유된다.

내 몸을 애기로 채우려면 우선 마음을 활짝 열어야 한다. 부정적인 생각이나 감정에 사로잡혀 있으면 마음의 빗장은 더 단단해진다. 나 자신은 물론 가족, 다른 사람들을 있는 그대로 보지 못하고 심지어 오해하고 왜곡해 마음의 상처를 더 키운다. 마음을 활짝 열고 좋은 감정과 사랑을 느끼려고 노력해야 애기를 채울 수 있다.

주변을 돌아보면 나에게 아낌없는 사랑을 준 사람들이 많다. 그 사람이 부모님일 수도 있고, 할아버지, 할머니일 수도 있고, 배우자일 수도 있고, 친구일 수도 있다. 누구라도 괜찮다. 사랑받을 때의 행복한 감정을 느껴보자.

충분히 행복한 감정에 젖어들었다면 내가 소중하게 생각하는 사람들을 떠올리며 사랑의 감정을 전해보자. 사랑은 받을 때도 행복한 감정을 느끼게 하지만 줄 때도 행복하다.

사랑의 감정을 느끼고 다른 사람에게 전할수록 애기는 점점 더 커질 것이다. 그러면 사랑을 전하는 대상을 점점 확대해보자. 아주 좋아하지도 않지만 싫어하지도 않는 사람들에게 사랑을 전하고, 심지어 나를 화나게 했던 미운 사람들에게도 사랑 에너지를 보내보자.

미운 사람까지 사랑하기란 쉽지 않다. 어쩌면 미운 사람까지 사랑하려다 울화가 치밀어 애써 채운 사랑의 에너지(애기)를 소진시킬 수도 있다. 하지만 필요한 과정이다. 미운 사람을 용서하고 사랑하는 방법은 3장의 3단계가 큰 도움이 될 것이다.

4단계_내가 원하는 것을
영화처럼 생생하게 상상한다

몸의 긴장을 풀고, 생각을 비우고, 내 몸을 애기로 채웠다면 마지막으로 내가 원하는 것을 상상할 차례다. 상상은 천의 영역이다. 그래서 자기 전에 내가 원하는 것을 상상하면 더 효과적이다.

시간도 천인지로 구분할 수 있는데, 밤에 수면을 취하는 시간이 천(21시-5시), 아침에 일어나서 활동하는 시간이 지(5시-13시), 해가 지기 시작하면서 자기 전까지의 시간이 인(13시-21시)에 해당한다. 시공간의 논리로 보았을 때 천의 시간은 대략 오후 9시부터 오전 5시까지지만, 편하게 잠을 자는 시간이 곧 천의 시간이라 보아도 괜찮다. 잠자리에 들기 전의 시간은 인과 천의 경계, 즉 의식과 무의식의 경계가 풀리는 시간이어서 천의 영역인 상상이 잘 되는 시간이기도 하다.

상상은 구체적이고 영화처럼 생생할수록 좋다. 아침에 행동화 명상을 할 때는 오늘 하루나 아주 가까운 미래를 상상하지만 잠자기 전의 상상은 그보다는 좀 먼 미래를 상상하는 것이 효과적이다. 적어도 일주일 후의 미래부터 상상해 한 달, 6개월 후, 1년 후, 5년 후 등 점점 더 먼 미래의 나를 상상하도록 한다.

예를 들어 멋진 자동차를 사고 싶다고 가정하자. 가격이 너무 비싸 1년쯤은 열심히 일해 돈을 모아야 살 수 있는 자동차라면 1

년 후에 자동차를 산 자신의 모습을 상상한다. 자동차의 모습을 생생하게 떠올리고, 자동차를 타고 달리는 자신의 모습을 상상하는 것이다. 꿈에 그리던 자동차를 내 것으로 만들었을 때의 기분까지도 느껴보며 행복한 상상에 젖어본다.

걱정거리가 있다면 그 걱정거리를 해결한 모습을 상상해도 괜찮다. 만약 부모님이 아프시다면 건강을 회복해 함께 맛집에 가서 식사를 하거나 여행을 가서 즐겁게 시간을 보내는 모습을 상상하면 된다.

내가 원하는 것을 영화처럼 생생하게 상상하면 그 상상은 반드시 현실이 된다. 상상하는 것은 천의 영역이지만 천은 생각과 이성을 담당하는 인에게 강력한 동기부여를 한다. 생생하게 상상하면 인의 영역에서는 어떻게 그 상상을 현실로 만들 수 있을까를 생각하고, 생각은 지의 영역인 실천을 끌어낸다. 그렇게 상상(천) → 생각(인) → 실천(지)이 선순환되면서 원하는 것을 이룰 수 있게 된다.

화를 풀어주는
간단한 마사지법

화가 나서 가슴이 답답할 때 가슴을 치는 사람들이 많다. 경험해본 사람은 알겠지만 가슴을 치면 조금은 숨통이 트이는 것 같은 기분이 든다. 기분만 그런 것이 아니다. 가슴에는 '전중'이라는 혈자리가 있다. 전중은 단중이라고도 불리는데, 입술 밑에서부터 회음부까지 중앙을 관통하는 '임맥'의 한 혈자리로 양 유두 사이의 정 중앙에 위치한다.

화가 나면 임맥이 막혀 기가 잘 순환이 안 된다. 임맥 중에서도 특히 전중에 화가 많이 쌓인다. 그래서 화가 치밀어 가슴이 답답할 때 이 혈자리를 두드려주면 뭉쳐있던 화가 흩어지면서 시원한 느낌이 드는 것이다.

이처럼 화가 났을 때는 화가 많이 쌓이는 부위를 두드려주거나 자극을 주면 화를 푸는 데 도움이 된다. 일상에서 쉽게 할 수 있는 몇 가지 마사지법을 알아두었다가 시간 날 때마다 해주면 화가 쌓이는 것을 예방하고, 쌓여 있는 화를 풀 수 있다.

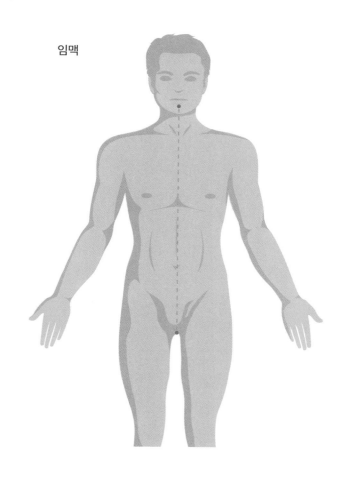

임맥

골프공
명치 마사지

화가 쌓여 가슴이 답답할 때 쉽게 할 수 있는 마사지 중 하나가 골프공으로 명치에 자극을 주는 것이다. 명치 위에는 화가 잘 쌓이는 '전중'이라는 혈이 있다. 전중은 가슴 중앙선을 따라 손가락으로 가볍게 눌렀을 때 가장 아픈 부위이기도 하다. 화가 쌓여 있을 때는 전중 부분이 특히 더 아픈데, 주로 남성보다는 여성이 압통을 더 많이 호소한다.

전중을 손가락이나 지압봉으로 눌러주어도 어느 정도 화가 풀리지만 골프공을 이용하면 더 효과적으로 화를 풀 수 있다. 골프공이 단단하고 둥글어 전중에 안전하면서도 강력한 자극을 줄 수 있기 때문이다. 또한 골프공으로 명치 위아래를 마사지하면 전중과 함께 화병이 있을 때 잘 막히는 '거궐'이라는 혈자리까지 풀어줄 수 있어 좋다. 거궐혈은 전중 바로 아래에 있고, 전중과 마찬가지로 눌렀을 때 아프면 화가 쌓여 있다고 보면 된다.

골프공 마사지는 엎드린 자세가 기본이지만 누울 수 있는 공간이 마땅치 않을 때는 골프공을 명치 부분에 대고 굴려주어도 마사지 효과가 있다.

① 골프공을 바닥에 놓고 그 위에 명치 부분이 닿도록 엎드린다.

② 심호흡을 깊이 한다. 엎드려서 3분 정도 깊이 호흡하면서 긴장
   을 푼다.

대흉근을 풀어주는
테니스공 마사지

화가 나면 근육이 긴장된다. 특히 임맥을 중심으로 양쪽 가슴을
덮고 있는 대흉근이 긴장되기 쉽다. 대흉근은 가슴 앞쪽과 위를
덮고 있는 부채꼴처럼 생긴 큰 근육인데, 화로 인해 임맥이 막히
면 그 주변 근육에 기혈순환이 잘 안 돼 딱딱하게 굳는다. 화가
났을 때 어깨가 뻐근하거나 가슴이 쪼이는 듯이 아픈 경우가 있
는데, 다 대흉근이 긴장돼 나타나는 증상이다.

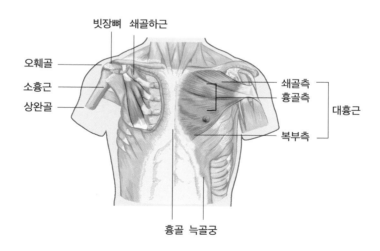

대흉근이 긴장된 상태가 오래 지속되면 어깨가 굽고, 통증으로 고생할 수 있으니 풀어주는 것이 좋다. 대흉근을 풀어주는 방법은 여러 가지인데, 일상생활에서 쉽게 할 수 있는 방법이 테니스공을 이용하는 것이다.

① 테니스공을 두 개 준비한다.
② 테니스공을 바닥에 놓고 엎드린다. 테니스공을 눌렀을 때 아픈 자리에 놓는다.
③ 엎드려서 천천히 호흡하거나 가볍게 상체를 움직여 마사지 하면 된다.

겨드랑이를 풀어주는 폼 롤러 마사지

화로 인한 스트레스가 몸에 쌓이면 겨드랑이가 긴장돼 통증이 발생하기 쉽다. 겨드랑이에는 심장과 연결된 '극천혈'이란 혈자리가 있는데, 심장에서 화가 발생하면 이 극천혈로 화가 전달되기 때문이다. 극천혈에 전달된 화가 몸 밖으로 빠져나가지 못하고 그 자리에 정체되어 있으면 겨드랑이가 긴장되고 아프다.

이 극천혈을 잘 풀어주면 화를 푸는 데 도움이 된다. 겨드랑이에 폼 롤러를 대고 위아래로 굴려주면 근육뿐만 아니라 극천혈에서부터 새끼손가락으로 이어지는 천경락인 수소음심경이 활성화되어 좋다.

① 폼 롤러를 겨드랑이에 끼고 옆으로 눕는다. 아래쪽 팔은 롤러 위로 뻗어 바닥에 놓는다. 다른 팔은 폼 롤러 위에 편하게 올려놓는다.
② 바닥 쪽 다리는 죽 뻗고, 반대편 다리는 무릎을 세운다.
③ 엉덩이를 살짝 들고, 겨드랑이를 위아래로 굴려준다.

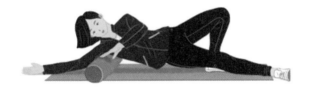

흉부 임맥
손 마사지

화는 흉부에 쌓인다. 화 에너지가 흉부에서 우리 몸의 근육과 체액과 조직과 함께 뭉쳐서 근육이 굳어지는 모습으로 보통 나타난다. 그리고 피부층 겹겹이 근막들 사이가 체액으로 촉촉하게 존재하면서 공간이 있어야 하는데, 스트레스나 화가 생기면 그 체액들이 마르고 근막들이 유착되어 붙고 뻣뻣해진 상태로 있게 된다. 그래서 막힌 것을 손으로 눌러주면서 호흡을 통해 풀어주면 좋다.

보통 화병 환자들이 굳어지는 곳은 흉골 앞 임맥 선이다. 목의 쇄골 중심부터 명치 배꼽까지 이어지는 인체의 정중선 임맥 선상에서 특히 목부터 명치까지 사이의 임맥 위를 손가락 또는 손톱으로 지압하면서 깊은 한숨을 쉬면서 마사지를 해준다. 그 중심선을 손가락으로 위에서부터 아래로 순서대로 눌러보면 특히 아픈 자리가 있다. 그 자리가 많이 뭉친 자리이다. 그럴 때 그 자리를 눌러주고 풀어주면서 숨을 내쉰다. 심호흡을 깊이 쉰다. 그렇게 풀다 보면 덜 아파진다. 그렇게 흉부를 손으로 마사지하면서 호흡을 병행한다.

겨드랑이
손 마사지

겨드랑이는 수소음심경락, 수소음심포경락, 수태음폐경락이 나오는 부위이다. 그래서 마음과 감정이 응어리져서 흉부에 고여 있을 때 바깥과 연결되어 팔로 에너지가 나오는 부위가 바로 겨드랑이이다. 겨드랑이를 손으로 떡 반죽 주무르듯이 크게 잡아서 약간 떼어내는 식으로 마사지를 해보면, 통증이 심한 경우가 있고 통증이 덜한 경우가 있다. 통증이 심한 경우는 예상했던 대로 울체가 심한 경우이다. 기운의 막힘이 없으면 마사지를 했을 때 통증도 덜하다. 그러나 많이 막혀있으면 통증이 심하다. 샤워 후에 거울을 보면서 겨드랑이를 넓게 넓게 주물러주자.

가슴 위아래
손 마사지

가슴을 둥글게 원형으로 해서 마사지를 해주자. 특히 대흉근 소흉근 가슴 윗부분과 가슴 아래 마사지를 하는 게 참 중요하다.

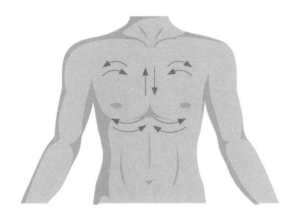

✕
임맥을 열어주는
운동법

화가 나면 화의 기운이 기氣가 정상적으로 순환하는 것을 방해한다. 기가 흐르는 길이 경락인데, 화가 경락을 막는 것이다. 화가 나도 기의 흐름을 타고 흐르다 빠져나가면 괜찮은데, 경락이 막히면 화가 빠져나가지 못하고 계속 쌓이다 화병으로 진행한다.

경락 중에서도 화가 쌓일 때 가장 막히기 쉬운 경락이 '임맥'이다. 이 임맥은 우리 몸의 정중앙을 연결하며 기가 위아래로 흐르는 데 중요한 역할을 한다. 또한 임맥은 화의 기운을 밖으로 배출하는 혈자리를 포함하고 있기 때문에 더욱더 중요하다.

막힌 임맥을 풀어주는 데는 운동이 도움이 된다. 몸을 많이 움직이면 그만큼 기가 흐르는 강도도 강해져 임맥이 어느 정도 풀린다. 물론 운동만으로 화병을 근본적으로 치료하기는 어렵지만 꾸준히 하면 증상을 완화시키고 화병을 예방할 수 있다.

오래 걷거나 단시간 전력 질주하기

TV 드라마나 영화를 보다 보면 화가 날 때 미친 듯이 질주하는 장면을 자주 만난다. 달리면서 포효하듯 소리를 지르기도 한다. 그렇게 한참을 소리치며 달린 후에는 턱밑까지 차오른 숨을 고르며 화를 가라앉히는 모습을 보인다.

실제로 '무작정 걷기'나 '전력 질주'는 화를 가라앉히고 화병을 없애는 데 도움이 된다. 그래서 나는 화병으로 고생하는 환자들에게 오래 걷거나 시간적 여유가 없으면 짧게라도 전력 질주하라고 권한다. 어떤 방법으로든 몸을 많이 움직일수록 임맥이 열리면서 화가 빠져나가기 때문이다.

천인지 관점에서도 운동이 화병에 좋은 이유를 설명할 수 있다. 우리 몸은 천, 인, 지의 에너지가 조화를 이룰 때 가장 평온하고 건강하다. 꼭 화와 같은 부정적인 감정뿐만 아니라 너무 기쁠 때도 천 에너지를 많이 쓰게 되는데, 천 에너지가 부족해진 상태에서 화가 계속 마음속에 있으면 천인지의 조화가 깨지면서 우리 몸과 마음이 감당을 못하고 화병이 생긴다.

꼭 운동이 아니라도 괜찮다. 집 청소를 하거나 노래방에서 소리 지르며 노래를 해도 화를 가라앉힐 수 있다. 어떤 형태로든 몸을 많이 움직이면 화가 줄어들면서 천인지의 균형도 회복된다.

하체를 많이 쓰는 운동이
더 효과적

사실 모든 운동은 화를 푸는 데 도움이 된다. 하지만 좀 더 효과적으로 화를 풀기 위해서는 하체를 중점적으로 쓰는 운동을 하는 것이 좋다. 화의 기운이 뜨거워 위로 올라가는 성질이 있기에 화를 풀려면 위로 올라가는 화의 기운을 밑으로 끌어내려야 한다. 그러려면 하체를 많이 움직이는 운동을 해야 한다. 우리 몸의 기운은 많이 움직이는 부위로 움직이기 때문에 하체를 많이 움직이면 위로 올라가던 기운이 아래로 간다.

하체를 많이 쓰는 대표적인 운동은 걷기, 달리기, 자전거 타기 등의 유산소 운동이다. 유산소 운동이 스트레스를 줄여주어 심신을 안정시키는 효과가 있다는 것은 서양의학에서도 이미 오래전에 인정한 사실이다. 실제로 유산소 운동을 1주일에 3회 이상 꾸준히 하면 심폐기능이 강화돼 심장박동수도 안정되고, 혈압이 내려간다는 연구결과가 많다.

유산소 운동의 강도는 그리 중요하지 않다. 가볍게 산책을 하는 것만으로도 마음이 안정될 수 있다. 반면 온몸에 땀이 흠뻑 날 정도로 강도 높게 운동을 하면 화의 기운이 빨리 몸 밖으로 빠져나가는 효과가 있다. 따라서 어떤 종류의 유산소 운동이든 자기에게 맞는 유형의 운동을 하면 된다.

근력운동도 하체 위주로 해야 한다. 상체 근력운동은 기운을 위로 올리므로 자칫 잘못하면 화의 기운을 더 키울 수 있다. 허벅지나 다리 근육을 주로 움직이는 근력운동을 해야 에너지가 밑으로 내려오면서 화를 가라앉힐 수 있다.

하체 단련하는 운동①
_스쿼트

하체를 효과적으로 단련하는 대표적인 근력운동이 '스쿼트'이다. 천천히 몸을 낮췄다가 일어나는 운동으로 하체는 물론 전신에 자극을 주는 좋은 운동이다. 허벅지 근육을 강화시키면서 기혈순환을 도와 화를 배출하는 데 도움이 된다. 단, 스쿼트는 올바른 자세로 운동하는 것이 매우 중요하다. 잘못된 자세로 하면 관절에 큰 부담을 주고 효과도 떨어지므로 정확한 자세로 하도록 노력하자.

① 두 발은 어깨너비로 벌린다. 양팔은 팔짱을 끼고 어깨높이만큼 올린다. 팔짱 대신 양손을 앞으로 뻗어도 괜찮다.

② 천천히 무릎을 굽히면서 몸을 낮춘다. 이때 엉덩이를 뒤로 쭉 빼고, 무릎이 발끝을 넘지 않도록 해야 한다. 이렇게 하지 않으면 무릎에 체중이 많이 실려 무릎 관절에 무리가 간다. 몸을 낮출 때 허리를 꼿꼿이 세워 척추가 굽지 않도록 한다.

③ 몸을 낮출수록 스쿼트 효과가 크다. 최대한 낮췄다가 천천히 일어난다.

④ 이 동작을 15번 한다. 15번이 한 세트로 처음에는 2세트만 하고, 익숙해지면 3세트, 4세트로 늘려나간다. 세트와 세트 사이에는 1분간 휴식한다.

하체 단련하는 운동②
_ 런지

스쿼트와 쌍벽을 이루는 하체 단련 운동이 '런지'이다. 런지는 허벅지, 엉덩이 복부 근육을 강화할 뿐만 아니라 우리 몸의 중심을 강화하는 데 효과적이다. 한쪽 다리씩 번갈아 가며 힘을 싣기 때문에 척추, 골반 등 중심을 잡는 데 필요한 코어 근육을 자연스럽게 강화시켜 준다. 스쿼트와 마찬가지로 런지 또한 정확한 자세로 운동하는 것이 중요하다.

① 두 발은 어깨너비로 벌린다. 양손은 허리를 잡고 시선을 정면을
   본다.
② 한쪽 발을 앞으로 내딛고 무릎을 90도로 굽힌다. 무릎이 발보다
   앞으로 나오면 안 된다. 뒤에 있는 발 무릎은 거의 바닥에 닿을
   정도로 내린다. 상체는 기울어지지 않도록 똑바로 세운다.
③ 1~2분 정도 자세를 유지한 후 천천히 원래 자세로 돌아온다.
④ 반대쪽 다리도 같은 방법으로 운동한다.
⑤ 양쪽 발을 번갈아 가며 15번 반복한다.

수승화강으로 화를 풀어주는
항문 조이기 운동

항문 조이기는 '케겔운동'이라고도 불린다. 이 운동은 성 기능을
강화하는 데 효과가 좋은 것으로 알려져 있는데 화를 푸는 데도
도움이 된다. 우리 몸은 신장의 시원한 수기水氣가 위로 올라가 심
장과 간, 담에서 발생한 화기火氣를 식혀주고, 심장의 뜨거운 기운
은 아래로 내려와 복부를 비롯한 하체를 따뜻하게 해주어야 건강
하다. 이를 수승화강水昇火降이라고 한다.
　　수승화강이 제대로 이루어지면 기본적으로 기혈순환이 잘 된

다. 하지만 화가 나면 기혈이 정체되고, 무엇보다 화의 뜨거운 열기가 위로만 올라가 상체는 더 뜨거워지고, 하체는 더 차가워져 수화水火분리 현상이 나타난다. 이런 상태에서 항문을 조였다 풀었다를 반복하면 정체되었던 기혈이 순환되면서 수승화강에 도움이 된다.

항문 조이기는 수승화강뿐만 아니라 골반바닥근육을 강화시켜준다. 골반바닥근육에는 임맥과 독맥 같은 우리 몸의 중심을 관통하는 경락과 신장과 방광으로 이어지는 경락이 흐른다. 따라서 항문 조이기 운동을 하면 신장과 방광, 여성의 경우 자궁까지 튼튼해져 시원한 수기를 위로 더 많이 보내 화기를 식힐 수 있다.

항문 조이기는 언제 어디서나 쉽게 할 수 있는 운동이다. 서서 할 수도, 앉아서 할 수도, 누워서 할 수도 있지만 골반바닥근육과 함께 하체까지 강화하려면 서서 하는 것이 좋다.

호흡도 중요하다. 숨을 들이마시면서 항문을 열고, 숨을 내쉬면서 항문을 조여주어야 수승화강이 잘 이루어지고, 골반바닥근육도 효과적으로 강화된다.

① 두 발을 벌리고 발끝을 살짝 안쪽으로 모은다. 무릎은 살짝 구부린다.
② 숨을 들이마시면서 항문을 최대한 열어준다.
③ 충분히 숨을 마셨으면 천천히 숨을 내뱉으면서 항문을 조여준

다. 이때 억지로 항문을 조이지 말고 자연스럽게 조인다.

④ 100번 반복한다. 한 번에 다 하기 어려우면 3∼4번에 걸쳐 나눠서 해도 괜찮다. 많이 하면 할수록 좋으니 익숙해지면 횟수를 늘려나간다.

가격하는 운동,
화를 단기간에 배출하는 데 도움

화가 몸속에 많이 쌓여 있거나 단기간에 화가 폭발적으로 치밀어 오를 때는 빨리 화를 풀어주는 것이 좋다. 극심한 화는 예리한 칼날과도 같아서 그냥 두면 어떤 형태로든 나에게 상처를 주거나 다른 사람에게 상처를 줄 수 있기 때문이다.

단기간에 화를 많이 배출하는 데는 골프, 테니스, 배드민턴, 야구처럼 가격하는 운동이 도움이 된다. 팔을 들어 공을 가격하는 동작을 통해 몸 안에 있던 화가 밖으로 빠져나갈 수 있다. 화가 쌓여 공격성이 나타난다면 격렬하게 가격하는 운동을 할 것을 권한다.

하지만 심장이 약하거나 나이가 많은 분들은 골프를 추천한다. 너무 격렬한 운동은 화를 풀어주는 데는 도움이 되지만 자칫 몸에 무리가 가 상해를 입을 수 있기 때문이다.

임맥을 여는 데는 반신욕과 족욕이 좋다

몸 안의 화를 내보내는 중요한 통로가 '임맥'이다. 호흡과 운동으로도 임맥을 열 수 있지만 반신욕과 족욕도 도움이 된다.

반신욕은 하반신만 따뜻한 물에 담그는 목욕법이다. 물의 온도는 39~40도가 적당하며, 하루 15분 정도면 충분하다. 임맥이 막혀 기가 정체되면 하체가 상체보다 체온이 낮은데, 반신욕을 하면 하체가 따뜻해지면서 임맥이 뚫린다.

족욕은 말 그대로 발을 따뜻한 물에 담그는 목욕법이다. 족욕도 반신욕과 마찬가지로 물 온도가 39~40도가 적당하며 효과는 반신욕 못지않다. 39~40도의 물에 발을 담그고 있으면 발에 정체되어 있던 기혈이 위로 올라가면서 전체적으로 기혈순환이 활발해진다. 이마, 목, 겨드랑이에 땀이 나면서 촉촉해지거나 땀이 날 때까지 하면 좋다.

화를 돋우는 음식 vs 화를 풀어주는 음식

한의학에는 '의식동원醫食同源'이라는 말이 있다. 약과 음식은 근원이 같다는 뜻인데, 이 말은 몸을 치료하는 약과 음식이 그 뿌리가 같다는 것으로 음식에도 어느 정도의 약효가 있다는 것을 의미한다. 조선왕조실록에서 의약론에 의사를 8로 나누어 볼 때 첫째가 심의心醫, 둘째가 식의食醫, 셋째가 약의藥醫라 하여 약으로 치료하는 것보다 음식으로 미리 그 병을 예방하는 의사를 더 높이 평가하였다. 그만큼 한의학에서는 음식으로 하는 예방치료를 중요시한다.

화병을 예방하고 치료할 때도 예외가 아니다. 물론 음식은 직접적으로 화병을 일으키지는 않는다. 하지만 화가 차 있을 때 화를 더 돋우는 음식이 있는가 하면 화를 풀어주는 음식도 있다. 어떤 음식이 화를 더 키우거나 가라앉히는지를 알면 화병을 예방하고 치료하는 데 도움이 된다.

화가 많은 사람은
매운 음식, 냉수 조심

화가 날 때 매운 음식을 찾는 사람들이 많다. 매운 정도도 점점 세지는 경향이다. 우리가 흔히 아는 매운맛으로는 성에 차지 않아 더 매운 맛을 선호하는 사람들이 늘고 있다.

매운 음식을 먹다 보면 '화'가 풀리는 느낌이 든다. 매운 음식이 열을 발산해주는 효과가 있기 때문이다. 하지만 매운 음식의 기본 성질은 '화火'이다. 잠시 동안 음식의 강한 화가 마음속에 있는 화를 눌러줄 수는 있지만 결과적으로는 화에 화를 더하는 격이 된다.

화가 나지 않았어도 매운 음식을 먹으면 간접적으로 화를 부를 수 있다. 매운 음식의 기본 성질인 화는 우리 몸을 긴장시킨다. 서양의학에서 말하는 교감신경을 활성화시키는 것인데, 이런 상태에서는 평소에는 반응하지 않던 일에 쉽게 화가 날 수 있다. 따라서 화가 많은 사람들은 가능한 한 매운 음식을 즐기지 않는 것이 좋다.

냉수도 조심해야 한다. 화병이 있는 사람들은 속에서 열이 많아 냉수를 들이켜는 경우가 많다. 냉수는 가슴에 쌓인 열은 식혀줄 수 있지만 아래쪽까지 냉하게 만들어 상하불균형을 불러올 수 있다. 화병이 있는 사람들은 상하불균형인 경우가 많다. 화는 뜨거워 위로 올라가는 성질이 있는 데다, 상체에 몰린 화가 경락을 막아 하체로 기가 잘 순환되지 않기 때문에 위는 뜨겁고, 아래는 냉해지는 것이다.

물은 너무 차갑지도, 뜨겁지도 않은 미지근한 물이 좋다. 뜨거운 물을 식힌 미지근한 물보다는 뜨거운 물에 찬물을 섞어 만든 미지근한 물(음양탕)이 화를 가라앉히는 데 더 효과적이다. 컵에 먼저 뜨거운 물을 붓고 찬물을 부으면 뜨거운 기운은 상승하고, 찬물은 하강하는 음양대류가 일어난다. 이렇게 순환 에너지가 생길 때 바로 마시면 화로 인해 막힌 기가 뚫리면서 잘 순환된다.

시원하고 달콤한 과일과 채소가
화병에 좋다

화를 가라앉혀주는 음식은 우선 성질이 차고 시원해야 한다. 같은 곡류라도 성질이 찬 곡류가 있는가 하면 따뜻한 것이 있다. 화가 많은 사람들은 이왕이면 성질이 시원한 종류를 골라 먹는 것이 좋지만 과일과 채소는 종류와 상관없이 다 화병에 도움이 되는 식품이라 생각해도 무방하다.

물론 과일과 채소 중에도 기본 성질이 따뜻한 종류가 있다. 하지만 과일과 채소에는 어떤 종류든 열을 식혀줄 수 있는 수분이 많아서 특별히 가리지 않고 제철 과일과 채소 중심으로 먹으면 좋다.

채소 중에서도 쓴맛이 살짝 도는 채소는 더 좋다. 동의보감에는 "입맛이 쓴 것은 심장의 열 때문이거나, 간장의 열이 쓸개로 옮겨간 것이거나, 결단을 내리지 못하고 고민하기 때문이다"라는 내용이 있다. 즉 화가 입의 진액을 말려버린 것인데, 이때 쓴맛이 나는 음식을 먹으면 침이 나와 촉촉해지고, 열이 내려간다. 쓴맛이 나는 대표적인 채소는 치커리, 상추, 씀바귀, 고들빼기, 민들레, 취나물, 케일, 여주, 더덕 등이다.

과일 중 단맛이 강한 과일은 일시적으로 화를 가라앉히는 데 효과적이다. 화가 났을 때 케이크, 초콜릿, 사탕을 먹으면 진정이 되는데, 이는 당분이 기분을 좋게 만드는 효과가 있기 때문이다. 하지만 당분을 지나치게 많이 섭취하면 당뇨병을 비롯한 성인병이 발생할 수 있으므로 과하게 먹는 것은 조심하는 것이 좋다.

화 때문에 머리가 아플 때는 질 좋은 곡류 추천!

화가 나면 머리가 아픈 경우가 많다. 화의 성질이 뜨거워 화가 나면 기운이 위로 올라가 결국 머리로 집결하기 때문이다.

화로 인해 머리가 무겁고 아플 때는 질 좋은 곡류를 섭취하는 것이 좋다. 뇌에 에너지를 공급해주는 영양소는 탄수화물이다. 아침밥을 반드시 먹어야 하는 것도 이 때문이다. 밤새도록 잠자던 뇌를 깨우려면 탄수화물, 즉 포도당을 공급해주어야 한다. 뇌에 영양을 공급해주지도 않고 머리를 쓰기 시작하면 뇌는 쉽게 지친다.

화도 뇌에 치명적이다. 화의 강렬한 기운은 뇌를 강하게 자극시켜 에너지를 소진시키기 때문에 빨리 탄수화물을 공급해주어야 한다. 사탕, 초콜릿, 주스 등과 같은 포도당은 빠르게 흡수돼 뇌에 에너지를 공급할 수는 있지만 효과가 오래 지속되지 못한다. 일시적으로 화가 풀리는 느낌이 들면서 기분이 좋아지기는 하지만 장기적으로 보면 비만을 비롯한 성인병을 유발할 수 있으니 조심해야 한다.

지친 뇌에 영양을 공급하면서 건강을 유지하려면 좋은 탄수화물을 섭취하는 것이 좋다. 좋은 탄수화물은 현미, 보리, 메밀, 팥, 율무, 녹두 등으로 흔히 '잡곡'이라 말하는 곡류들이다. 좋은 곡류는 식이섬유와 비타민, 무기질이 풍부해 혈당을 천천히 올리면서 뇌에 좀 더 질 좋은 영양을 공급한다. 비록 효과는 즉각적으로 나타나지 않을 수는 있어도 화로 인해 정신적으로 피곤하거나 너무 머리를 많이 써 피곤할 때 꾸준히 섭취하면 뇌가 건강해진다.

같은 탄수화물이라도 수입 밀가루는 유통과정에서 방부제를 많이 첨가해 많이 먹는 것은 피하는 것이 좋다. 방부제를 비롯한 각종 화학 첨가물은 기혈순환을 방해하고, 화를 밖으로 배출하는 임맥을 막을 수 있기 때문이다. 되도록 우리 밀을 먹거나 국산 곡식으로 된 탄수화물을 공급해주는 것이 더 바람직하다.

심장에 화가 차 있을 때는
불포화지방산이 필요하다

화가 나면 심장이 답답하고 두근거리는 경우가 많다. 화가 심장을 허하게 만들어 나타나는 증상이니 심장에 에너지를 공급해주어야 한다. 지친 심장에 에너지를 공급하고, 심장 혈관을 건강하게 만들어주는 영양소는 '불포화지방산'이다. 불포화지방산은 심장을 움직이게 하는 원료이자 좋은 콜레스테롤을 높여주고, 나쁜 콜레스테롤을 없애준다. 우리 몸에 필요한 모든 영양소는 혈관을 통해 공급되기 때문에 혈관이 건강하면 그만큼 에너지를 공급받기도 쉽다.

서양의학에서는 '고기'가 심장병의 위험을 높일 뿐만 아니라 암을 유발하는 원인이 될 수 있으니 가능한 한 멀리하라고 말한다. 하지만 고기 중에서 오리고기는 소고기, 돼지고기, 닭고기보다 월등하게 불포화지방산이 많아 심장에 화가 많을 때 먹는 것이 좋다. 소고기, 돼지고기, 닭고기와 같은 육류도 몸에 나쁜 포화지방이 집중되어 있는 기름 덩어리를 제거하고 먹으면 괜찮다. 육류에 들어 있는 필수 아미노산은 우리 몸에 필요한 호르몬을 만들고, 뇌에 호르몬을 공급하는 중요한 역할을 한다.

고기보다 불포화지방산이 풍부한 음식은 '생선'이다. 특히 참치나 고등어처럼 등 푸른 생선에는 오메가를 비롯한 불포화지방산이 풍부하다. 아몬드, 땅콩 등의 견과류에도 불포화지방산이 많다.

확실히 불포화지방산은 허해진 심장에 활력을 불어넣고 심장에 쌓인 화를 푸는 데 도움이 된다. 하지만 아무리 좋아도 많이 섭취하여 열량이 지나치게 많아지면서 역효과가 나기 쉬우니 조절해서 적정량을 먹는 것이 좋다. 하루에 권하는 견과류 양은 한 주먹, 대략 30g 정도이다.

물 대신 마시면서
화를 풀어내는 한방차

화가 났을 때는 차 한 잔을 천천히 마시면서 달래는 것도 좋다. 다행히 화를 가라앉혀 심신을 편안하게 만들어주는 한방차들이 많다. 취향에 맞는 한방차를 골라 물이나 커피 대신 자주 마시면 화병을 예방하고, 치료하는 데 도움이 될 것이다.

시베리아 차가버섯차

차가버섯은 시베리아의 자작나무(흰 껍질나무)에서 자란 버섯이다. 시베리아는 정말 추운 곳이다. 1년 중 3개월 정도만 온기가 있고, 나머지 9개월은 겨울이다. 그 혹한을 견디며 자란 버섯이기에 차가버섯은 성질이 아주 차서 화병에 큰 도움이 된다. 개인적으로는 이 차를 마시면 눈이 금세 시원해진다. 화병뿐만 아니라 항암효과가 커 암을 치료하는 데도 좋다. 비위 쪽 열을 제대로 식혀주기 때문에 위암에 특히 효과가 좋은 것으로 알려져 있다.

차가버섯은 뜨거운 물에 끓이기보다는 따뜻한 물에 우려먹어야 한다. 끓이면 자칫 몸에 좋은 유효한 성분이 손실될 우려가 있기 때문이다. 60도 이하의 물에 천천히 우려서 마실 것을 권한다.

치자차

치자는 성질이 아주 차서 가슴 속에 쌓인 열을 소변으로 내려주는 청열약으로 많이 쓰인다. 색깔이나 모양이 심장을 닮았는데, 특히 심화를 내리는 데 효과적이다. 간열을 풀어주는 데도 좋지만 심장을 안정시켜 화병, 우울증, 공황장애 증상을 완화하는 데 도움이 된다. 치차자는 화를 달래는 데는 좋지만 속이 찬 사람들은 소화 장애나 설사를 유발할 수 있으니 조심해야 한다.

치자차는 치자 10g(5알)에 물 1리터를 붓고 끓으면 약불로 30분간 더 끓여 마시면 된다. 물 대용으로 마시려면 치자자와 물을 1대 1로 희석시켜 마시면 된다.

진피차

진피는 귤껍질을 말린 것인데, 이 진피는 막혀 있는 기운을 풀어 소통이 잘 되도록 해주는 효능이 있다. 가슴에 화가 차 있으면 가습이 답답하고 잘 체하고 소화가 안 되는데, 진피차를 마시면 기혈순환이 좋아져 화를 밖으로 배출하기가 쉽다. 다만 진피차는 농약을 치지 않은 귤껍질로 만든 것이어야 한다. 깨끗한 귤껍질을 채를 썰듯이 잘게 썰어 말린 후 적당량을 물에 넣고 끓여 마셔도 좋고, 찻잔에 진피를 넣고 뜨거운 물을 부어 우려 마셔도 괜찮다.

대추차

대추의 은은한 단맛은 심장을 안정시켜 마음을 편안하게 해주는 '천연 신경 안정제'이다. 화로 인해 가슴이 두근거려 잠이 안 올 때 대추차를 한 잔 마시면 잠들기가 수월하다. 기록에 의하면 스트레스로 화병이 심했던 순조에게 대추와 감초를 넣어 끓인 감맥대조탕을 처방했다고 한다.

대추는 과육도 화를 푸는 데 좋지만 그 씨도 신경을 이완시켜주기 때문에 대추차를 끓일 때는 통째로 끓이는 것이 더 좋다. 대추 10알에 물 1리터를 넣고 약불로 30분 정도 끓인 후 마시면 된다. 대추차는 기호에 따라 대추와 물의 양을 조절해 끓여도 괜찮다.

옥수수 수염차

옥수수 수염차는 이뇨작용을 도와 소변을 잘 보게 하고, 부기를 빼는 데 도움이 되는 차이다. V라인을 만들어준다는 광고 때문에 다이어트에 효과가 좋은 것으로만 아는 분들이 많은데, 화병을 예방하고 치료하는 데도 도움이 된다. 옥수수 수염차가 심신을 안정시킬 뿐만 아니라 화로 인해 생긴 열을 소변으로 배출해 주기 때문이다.

만드는 방법은 간단하다. 옥수수 수염 20g을 물 2리터와 함께 약불로 30분 정도 끓이면 된다. 따뜻한 차로 마셔도 좋고, 여름에는 냉장고에 넣어 시원하게 마셔도 좋다.

갈근차

갈근은 칡뿌리를 말한다. 갈근은 해독 작용이 강하며 화로 인해 뭉친 기운을 풀어주는 효능이 뛰어나다. 화의 기운이 머리로 올라 뒷목이 뻣뻣하고 입이 마르고 머리가 아플 때 갈근차를 마시면 증상이 완화된다. 해독 작용이 강해 과음으로 인한 숙취를 푸는 데도 효과가 좋다.

갈근은 시중에서 쉽게 구할 수 있다. 갈근 20g에 물 2리터를 넣고 약불로 1시간 정도 끓이면 된다. 쓴맛이 싫으면 대추와 진피를 함께 넣고 끓여도 좋다. 대추와 진피 모두 화를 달래는데 좋은 약재들이다.

시호차

시호는 성질이 아주 찬 약재여서 화로 인해 열이 많아 얼굴이 자주 붉어지고 화끈거릴 때 마시면 좋다. 신경이 예민해 담화가 많은 사람에게 특히 좋다. 또한 시호가 간의 뭉쳐 있는 기운을 풀어 주므로 간열이 많은 사람에게도 도움이 된다. 염증을 가라앉히는 효능도 있어 화로 인해 위염이나 위궤양으로 고생할 때도 좋다. 시호 20g에 물 1리터를 넣어 1시간 정도 끓인 후 3~6차례에 걸쳐 나눠 마시는 것이 적당하다.

국화차

국화는 성질이 시원해 화로 인한 열을 내리는 데 좋다. 특히 화병으로 눈이 잘 충혈되거나 머리가 계속 아픈 사람들이 국화차를 마시면 도움이 된다. 숙면을 돕는 효능도 있어 화로 인해 잠이 잘 안 올 때 국화차를 마시면 좋다. 국화를 직접 건조해서 뜨거운 물을 부어 마셔도 되지만 요즘에는 시중에서 많이 파니 간편하게 구입해서 마셔도 효능은 큰 차이가 없다.

향부자차

다른 한방차에 비해 향부자차는 아직 많이 알려져있지 않다. 하지만 향부자는 화를 풀어주는 데 막강한 효능을 자랑한다. 향부자는 위로 올라가는 화의 기운을 아래로 끌어내려 주고, 막혀 있는 곳은 뚫어 기가 잘 통하게 한다. 주로 간의 기운이 울체되거나 흉통, 복통, 옆구리 통증을 완화시키고, 화로 인해 소화가 안 될 때도 마시면 좋다.

향부자는 한약재를 파는 곳에서 쉽게 구할 수 있다. 말린 향부자 5~10g에 물 1리터를 넣고 약불에서 1시간 정도 끓인 후 하루 2~3회 나눠 마시면 된다.

죽엽차

죽엽차는 대나무 잎으로 만든 차이다. 죽엽은 화로 인해 발생한 열을 내려주고 심신을 안정시켜주는 효능이 있다. 해독작용이 뛰어나고 간을 보호해주는 효과도 뛰어나 간화로 간이 피곤한 사람에게도 도움이 된다. 대나무 잎을 말리고 볶아 식혔다가 따뜻한 물을 부어 우려서 마시면 된다.

책 속 부록

천인지
좀 더 알아보기

천인지와 경락

천인지를 구분하는 중요한 기준은 경락이다. 우리 몸에는 크게 12개의 경락이 있는데, 이 12개의 경락 중 우리 몸의 앞쪽을 주관하는 경락은 지地', 뒤쪽을 주관하는 경락은 천天, 옆을 주관하는 경락은 인人'에 해당한다.

　이런 관점에서 보면 천에 해당하는 경락은 수소음심경, 수태양소장경, 족태양방광경, 족소음신경이다. 모두 엎드려 누웠을 때 뒤쪽에 위치한 경락들이다. 인에 해당하는 경락은 수궐음심포경, 수소양삼초경, 족소양담경, 족궐음간경이다. 주로 우리 몸 측면을 따라 이어지는 경락들이다. 마지막으로 지경락에는 수태음폐경, 수양명대장경, 족양명위경, 족태음비경 등이 포함된다. 엎드려 누웠을 때 땅과 닿는 경락들이다.

표와 그림을 보면 어떤 경락이 천인지에 속하는지 좀 더 쉽게 이해할 수 있을 것이다.

천인지로 구분하는 12경락

구분	경락	위치
천	수소음심경	심장 옆 겨드랑이에서 나와 새끼손가락으로 연결.
	수태양소장경	새끼손가락에서 시작해 팔 뒤쪽으로 이어져 귀까지 연결
	족태양방광경	안면 미간에서 뒷머리로 연결돼 등을 거쳐 새끼발가락까지 연결
	족소음신경	새끼발가락에서 거의 모든 장기를 연결
인	수궐음심포경	심장에서 겨드랑이를 거쳐 가운뎃손가락까지 연결
	수소양삼초경	네 번째 손가락에서 시작해 어깨를 지나 귀를 한 바퀴 돌면서 연결
	족소양담경	눈초리부터 시작해 귀를 감싸고 지나 측면을 따라 넷째 발가락까지 연결
	족궐음간경	엄지발가락에서 시작해 생식기, 위, 간, 횡격막, 옆구리를 거쳐 눈까지 연결
지	수태음폐경	내장에서 시작해 쇄골 밑 폐를 지나 엄지손가락으로 연결
	수양명대장경	집게손가락에서 시작해 얼굴 입까지 연결
	족양명위경	눈 밑에서 시작해 코, 입, 등을 거쳐 복부를 지나 둘째발가락까지 연결
	족태음비경	엄지발가락에서 시작해 복부 장기를 연결

천경락

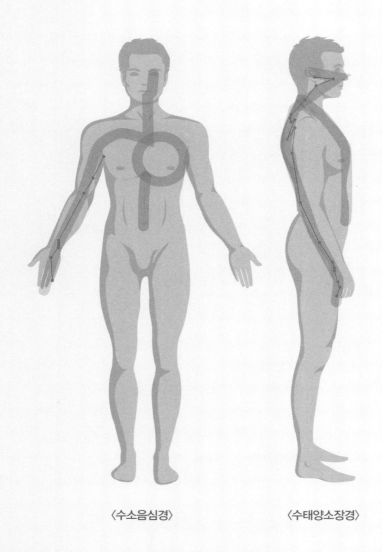

〈수소음심경〉 〈수태양소장경〉

천경락

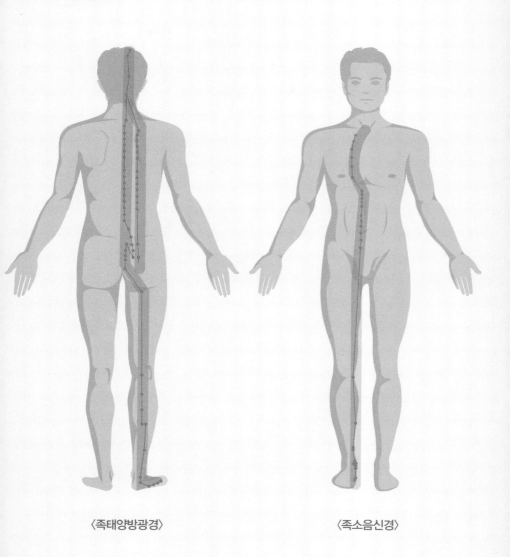

〈족태양방광경〉 　　　　〈족소음신경〉

인경락

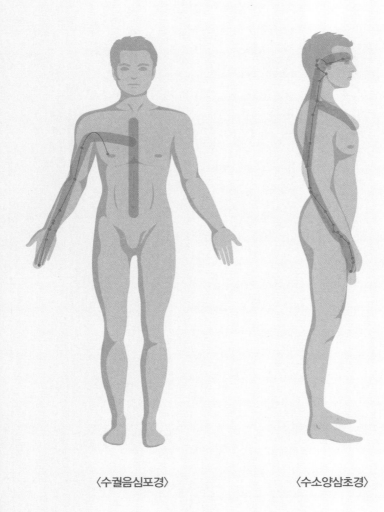

〈수궐음심포경〉　　　〈수소양삼초경〉

인경락

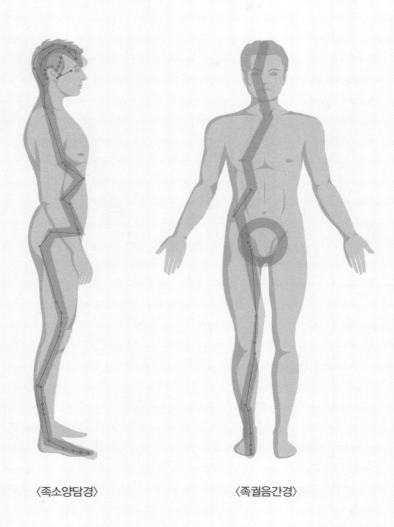

〈족소양담경〉 　　　　　　　〈족궐음간경〉

지경락

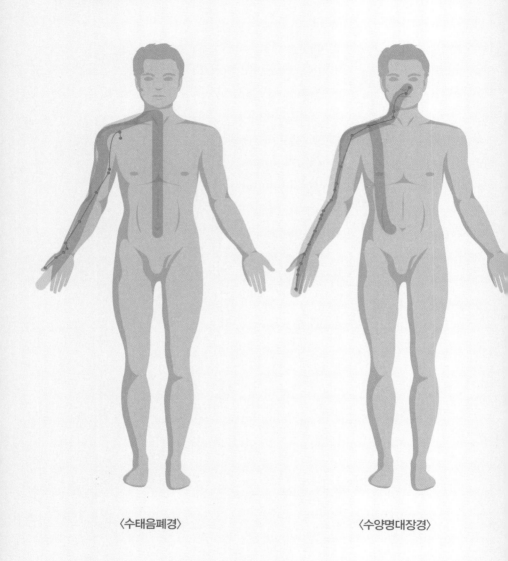

〈수태음폐경〉 〈수양명대장경〉

지경락

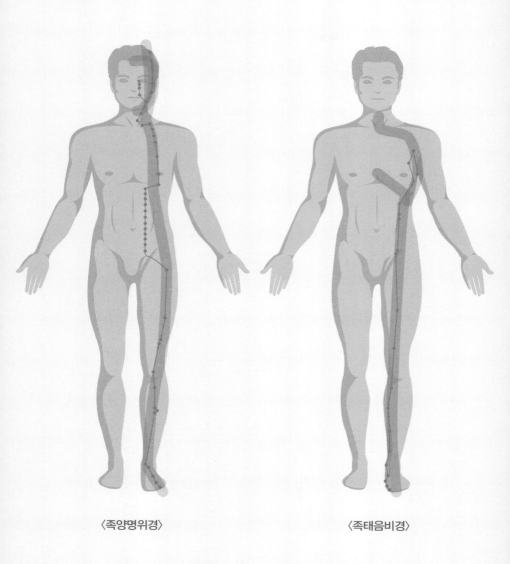

〈족양명위경〉 〈족태음비경〉

화병 치유,
자기 사랑의 시작이 되도록

사람은 사랑이다. 사람의 본질적인 에너지는 사랑 에너지다.

내 몸에서 올라오는 감정은 모두 나에게 보내는 강력한 메시지다. 이걸 무시하지 않았으면 좋겠다. 또 중요한 것은 내가 내 감정을 다스릴 수 있다는 것을 믿고, 감정의 주인이라는 것을 아는 것이다. 또한 내 감정은 나의 책임이라는 것도 알길 바란다. 이 말은 내 인생은 나의 책임이고 나는 내 인생의 주인이라는 말과 같다.

감정에는 힘이 있다. 그 힘을 나에게 가장 유리하게 써야 한다. 화는 내가 나에게 보내는 강력한 생명 에너지다. 그 화를 제대로 다스리지 못할 때 우리는 화병에 걸린다. 우울증, 불면증으로 나타나기도 하고 오래 몸 안에 숨겨두면 종양, 심장병, 천식, 갑상샘질환, 피부병, 탈모, 암 등 다양한 병으로 변이되어 출연한다. 하지만 화를 제대로 사용하면 이것을 나를 위한 생명 에너지로 쓸 수 있다.

이 책을 읽고 독자들이 자신의 화를 잘 다스리고 자신의 몸과 마음, 가족, 자신의 삶에 나타난 모든 것을 있는 그대로 인정하고 받아들이며 보낼 것들은 보내고 취할 것은 취하길 바란다. 그리고 나 자신에게 가장 좋은 것들을 선택해 건강하고 행복하게 살았으면 좋겠다. 화를 열정으로, 긍정으로, 밝음으로 사용하기를 기대한다.

관계는 인생에서 아주 큰 요소이다.

가장 중요한 관계는 나 자신과의 관계이다. 내가 나와의 관계가 건강할 때 남과도 건강한 관계를 맺을 수 있다. 내가 나의 존재, 생각, 감정을 있는 그대로 존중하고 사랑하면, 나는 다른 사람의 존재, 생각, 감정도 있는 그대로 존중하고 사랑할 수 있다.

먼저 나에게 "미안하다, 고맙다, 사랑한다"라는 말을 하자. 나와의 관계가 충분히 사랑 넘치고 건강해지면, 다른 사람도 충분히 사랑할 수 있게 된다. 그 다른 사람 중에 가장 중요한 이는 바로 부모님이다. 부모님은 나에게 '생명'을 주신 분이기 때문이다. 나와 부모님의 관계 에너지가 사랑과 존중으로 건강하면 나는 내 생명으로 오는 축복을 막힘없이 받을 수 있다. 만약 부모님과의 관계 에너지가 막혀있다면, 내 인생에서도 축복이 오다가 막힌다. 이는 자연스러운 에너지 법칙일 뿐이다. 나무의 뿌리가 잘리거나 썩으면 열매를 제대로 맺지 못한다. 내가 나 자신을 있는 그대로 인정하고 존중하고 사랑하는 것이 내가 발견한 치유의 제1법칙인데, 그 말에는 내가 나를 낳아준 부모님을 있는 그대로 인정하고 존중하고 사랑하는 것이 전제되어 있다. 내 존재는 다름 아닌 부모님에게서 왔기 때문이다. 우선 이 사실을 알고 있는 것과 모르고 있는 것은 다르다. 이 메시지가 독자들의 마음에 들어가 나 자신과 부모님, 형제자매 그리고 이웃에 이르기까지 본질적인 사랑과 긍정이 가득 차고 흘러넘치는, 생명력 가득한 건강한 사람이 되기를 기도하고 소망한다.

천인지는 원리이다. 우리 조상님들이 물려주신 너무 귀한 우주 자연법칙의 동양적 원리학문이다. 천인지의 본질은 일원삼리 삼위일체, 즉 하나이다. 천인지는 다름을 있는 그대로 인정하는 동시에 천인지가 하나됨이 바로 그 본질임을 알려준다. 누구는 천, 누구는 인, 누구는 지 각각 주가 되는 에너지가 달라 이렇게 나눌지라도, 내 안에 모든 천인지가 존재한다. 나를 알고 남을 알고 서로를 알자는 것이 천인지를 나눠서 설명한 목적이다. 천인지의 다름은 분리하고자 분류한 것이 아니라, 이해하고자 분류한 것이다. 천인지의 결국은 삼위일체 트리니티, 즉 하나이다. 나를 알고 남을 알고 서로를 이해하여 결국은 하나됨으로 가는 것이 천인지의 목적이다.

　이 책이 나오기까지는 15년이 넘는 시간이 걸렸다.

　먼저 주행침법을 통해 천인지를 알려주신 범정 정연구 스승님께 감사드린다. 그리고 천인지로 다양한 이야기를 주고받았던 함께 공부한 선배, 동기, 후배들에게 감사드린다. 그리고 천인지 내용을 책으로 써 달라고 나에게 처음으로 요청해준 경희대 CMF

후배들에게 고마움을 전하고 싶다. 덕분에 내 안의 천인지를 책으로 쓰겠다는 의지가 생겼다. 이드페이퍼 커뮤니티 분들도 이 책을 오랫동안 기다렸다. 주변 지인들도 참 오래 기다려주었다. 천인지 한자와 한글의 우리나라 최고권위자 조옥구 선생님께도 감사를 드린다. 조옥구 선생님 덕분에 천인지의 깨달음이 더 확장되었다. 나의 천인지 트리니티 침법의 첫 제자인 공소혜 원장에게도 고마움을 전하고 싶다. 나에게 언제나 '자기사랑'에 대한 도전을 주고 더 큰 세상을 향한 노력과 성취의 모범을 보여준, 이 세상에 하나뿐인 박석원 오빠님에게도 감사를 드린다. 그리고 그 누구보다 언제나 나를 있는 그대로 인정해주고 사랑해주시고 믿어주셨던 사랑과 믿음이 충만하신 박증광, 조경옥 나의 부모님께 감사를 드린다. 지금의 내가 있는 것은 온전히 부모님의 사랑 덕분이다.

이 책을 통해서 많은 분이 몸과 마음이 더 건강하고 더 행복해졌으면 좋겠다. 그리고 그 삶에 사랑과 치유가 넘쳤으면 좋겠다. 어쩌면 어떤 분에게는 이 책이 자기 사랑과 자기 긍정의 시작일 수도 있다. 인생은 그 여정 자체가 사랑과 치유의 여정이라고 본다. 가장 자기답게 사는 삶, 의미 있고, 건강하고, 행복한 삶에 사랑과 평안이 충만하기를 이 책을 읽는 독자들에게 그런 삶이 이루어지기를 기도하며 이 책을 마친다.

감사합니다.